U0214363

续筋接骨枢要

方坚教授 临证经验集成

主编 方坚

SPM 南方出版传媒
广东科技出版社 全国优秀出版社

·广州·

图书在版编目（CIP）数据

续筋接骨枢要：方坚教授临证经验集成 / 方坚主编 . —广州：广东科技出版社，2020.11

ISBN 978-7-5359-7594-2

Ⅰ. ①续… Ⅱ. ①方… Ⅲ. ①中医伤科学—中医临床—经验—中国—现代 Ⅳ. ①R274

中国版本图书馆CIP数据核字（2020）第214986号

续筋接骨枢要——方坚教授临证经验集成

Xujin Jiegu Shuyao——Fangjian Jiaoshou Linzheng Jingyan Jicheng

出 版 人：朱文清

责任编辑：曾永琳　郭芷莹

装帧设计：友间文化

责任校对：廖婷婷

责任印制：彭海波

出版发行：广东科技出版社

　　　　　（广州市环市东路水荫路11号　邮政编码：510075）

http://www.gdstp.com.cn

E-mail：gdkjcbszhb@nfcb.com.cn

经　　销：广东新华发行集团股份有限公司

排　　版：广州市友间文化传播有限公司

印　　刷：广州一龙印刷有限公司

　　　　　（广州市增城区荔新九路43号1幢自编101房　邮政编码：511340）

规　　格：787mm×1 192mm　1/16　印张16.75　字数340千

版　　次：2020年11月第1版

　　　　　2020年11月第1次印刷

定　　价：88.00元

如发现因印装质量问题影响阅读，请与广东科技出版社印制室联系调换（电话：020-37607272）。

编委会

　　20世纪80年代，方坚医生大学毕业，以优异的成绩考入广东省中医院骨科伊始，就跟随我学习，后又通过遴选成为我的第三批全国中医药专家学术经验继承人，他尊师重道、精勤不倦、德术双馨，业已成为一方名医！

　　《续筋接骨枢要》是方坚医生的临证经验集，在总结历代医家经验的基础上，博采众长，师古不泥，中西医融会贯通，将其多年的骨伤科实践体会做了较详细的记述。其内容涉及骨科常见病、多发病的病因病机、临床表现、辨证施治等临证心得。其诊察细致、病证同辨、内外兼顾、灵活施治的诊疗技巧颇具特色，也每获良效并被同行及患者认可。

　　本书内容丰富、临床实践性强、图文格局明晰、好读易懂，不失为年轻骨科医生及相关患者的有益读物！相信该书的出版能为骨伤科专业医务工作者及广大读者拓宽视野，丰富专业知识，提供有意义的参考！

　　吾与其师生情谊三十余载，愿为之序！

广东省中医院

2020年10月

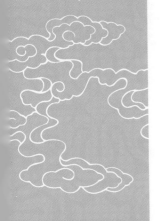

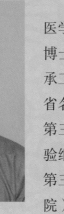

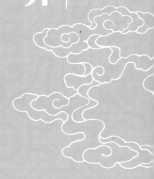

　　方坚，广东省惠来县人，医学硕士、教授、主任医师、博士生导师、广东省名中医传承工作室建设项目专家、广东省名中医师承项目指导老师、第三批全国中医药专家学术经验继承人，原广州中医药大学第三附属医院（第三临床医学院）副院长，现任中国中西医结合学会骨伤科分会广东省中西医结合学会第八届理事会理事、广东省中医药学会中西医结合骨伤科委员会第四届委员会副主任委员等职。

　　方坚教授曾赴德国参加髋关节外科学术交流和被广东省中医院派赴新加坡接受医疗管理培训等。方坚教授长期从事骨伤科的临床、教学和科研工作，有扎实的中医理论基础及相当的现代医学知识，尤其具有较丰富的临床实践、教学经验；主持、参与国家级、省部级、厅局级等各级课题共十多项，已发表专业学术论文50多篇，主编及参与编写专著8部；已培养毕业博士生、硕士生近30名。

　　方坚教授擅长中西医结合诊疗骨伤疾患，能解决本学科较复杂、较疑难病证的诊治问题，特别在运用中医药、中西医结合治疗骨关节疾病（骨关节炎、骨质疏松、骨肿瘤等）方面有较深入的研究，深得患者信赖及国内外有关专家的认可。

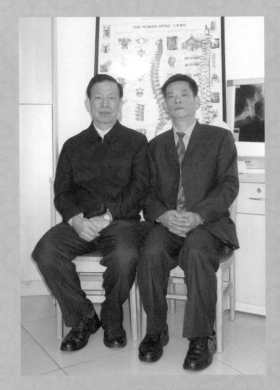

邓晋丰教授（左）、方坚教授（右）

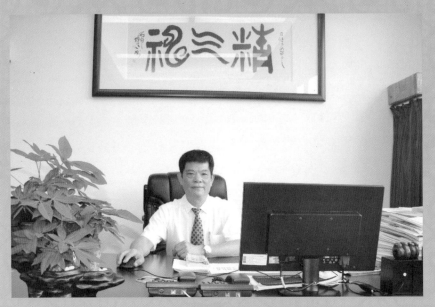

方坚教授工作照

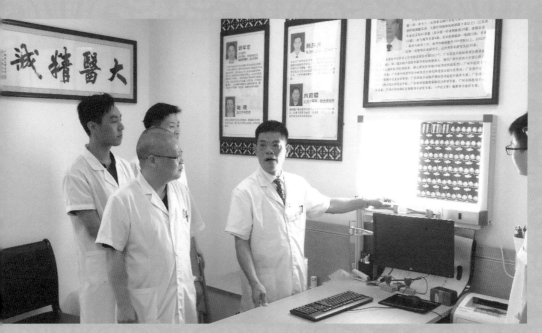

方坚教授阅片示教中

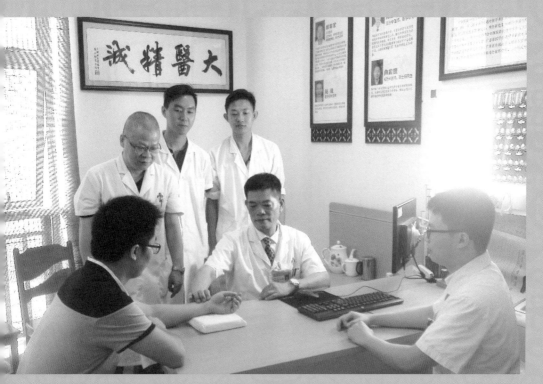

方坚教授诊脉示教中

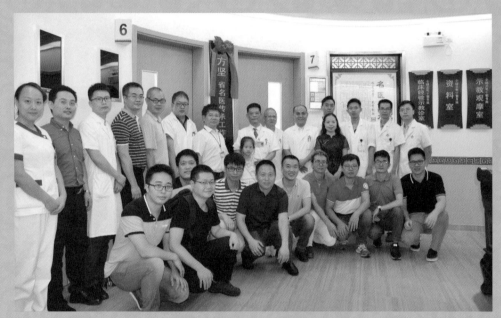

方坚教授及其传承团队

　　方坚广东省名中医传承工作室于2017年3月由广东省中医药局立项，旨在搜集总结、归纳整理、传承发扬方坚教授的学术思想及临床经验。项目依托广州中医药大学第三附属医院，于2017年8月30日上午正式挂牌启动。在该院龙溪院区设有专门的诊室、示教观摩室、专家资料室等。

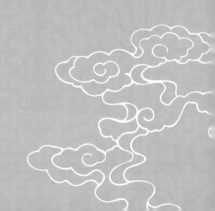

目录

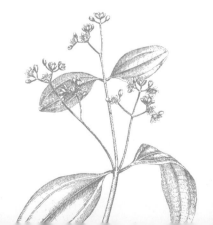

第三章　医案采菁

第五章　诊余医话

第一章

术业精粹

第一节　师古从新，崇中参西

　　方坚教授从事中医骨伤科教学、临床、科研三十余载，医德医品高尚、理论基础扎实、临床技能娴熟，尤其对骨伤科各类疑难杂症的诊治有很深造诣，疗效卓著，深得患者信赖和称赞。

　　方坚教授运用中医基础理论对骨伤科疾病辨证论治，每获良效，其学术观点认为：坚持中医为主，西医为用，对临床骨伤科疾病诊治应在参照西医明确诊断的同时，进行中医辨证论治，辨病和辨证相结合；坚持师古而不泥于古，与时俱进，正骨从新于今，采用综合有效的方法治病，往往事半功倍。方坚教授诊治骨伤科疾病可用八字概而述之：师古从新，崇中参西。

一、续筋接骨，首重气血

　　《孙子兵法》有云："知己知彼，百战不殆。"治病同样如此，只有充分认识疾病的病因、病机才能做到对疾病的发生、发展及转归有清楚的了解，才能有针对性、有效地辨证论治，药到病除。中医理论对于疾病的认识，强调六淫七情、疫疠时邪、饮食内伤、劳逸失度、跌扑外伤等均可致病。《黄帝内经》曰，"正气存内，邪不可干""邪之所凑，其气必虚"。

　　方坚教授认为，疾病的发生和变化虽错综复杂，但概括起来，不外乎是邪气作用于机体的损害与正气对抗损害之间的矛盾斗争过程。各种疾病的病因基本上均可从内因、外因两方面进行认识，骨伤科疾病亦然。如临床常见膝关节骨性关节炎，内因责之肝、脾、肾亏虚，筋、肉、骨失养；或因天癸渐绝，肝肾两虚；或因素体肾虚；或因房劳太过，致筋脉失养，筋、骨、肉不坚，稍劳累及外伤，致关节过早退变，发为骨痹。外因责之外邪侵袭，筋脉闭阻；外伤损害，瘀血阻滞。风、寒、湿邪可单独发病，或同时侵袭人体，然有所偏盛，正如《素问·痹论》所述，有行痹、痛痹、着痹之别。而急慢性损伤可致局部气血运行不畅，甚至血溢脉外，瘀积日久，发为骨痹。如腰椎间盘突出症的病因多为气血瘀滞经络，与风、寒、湿、热之邪外袭及肝、脾、肾脏腑亏虚有着密切联系。患者多因暴力外伤，损伤经络血脉，导致瘀血阻滞，不通则痛；或因风、寒、湿、热之邪侵袭人之肢体、筋脉、肌肉等部位，以致闭阻不通，气血不行，不通则痛；或因痹久正虚，气血津液运行迟涩，形成瘀血，不通则痛；或加肝、脾、肾亏虚，肢体、筋脉、肌肉失濡，不荣则痛，内外相合而致痹病。

"气血不和，百病由生。"方坚教授认为，气血对于人体发病诊治非常重要，对骨伤科疾病诊治更是重中之重。不论在损伤早期、中期、晚期，损伤部位在皮肉、筋骨、脏腑，都与气血密切相关。《素问》曰："气伤痛，形伤肿。"气无形，郁滞则气聚，气机不通；血有形，瘀血阻滞，经脉不通，不通则痛。因此，在理伤续骨、处方用药中要特别重视气血，辨证论治中关注气血，切不可偏废。

二、筋骨并重，三因制宜

俗话说"伤筋动骨一百天"，而伤筋动骨，讲的就是骨伤科疾病，其中主要是指伤科损伤性疾病。中医的筋指的是筋络、肌腱、韧带、肌肉、关节囊及关节软骨等组织，其主要作用是连属关节，络缀形体，主司关节运动。《杂病源流犀烛》中有云："筋也者，所以束节络骨，绊肉绷皮，为一身之关纽，利全体之运动者，其主则属于肝。"骨属于奇恒之腑。《素问》有云："肾主身之骨髓。"又曰："骨者，髓之府，不能久立，行则振掉，骨将惫矣。"这就提示，筋骨关系极为密切，筋束骨、骨张筋，临床上动骨者已伤筋，伤筋者也尤须注意是否动骨；且筋骨与肝肾关系密切，肝肾精气充足，可促使肢体筋骨强壮。因此，方坚教授强调临床诊治伤科疾病要特别注意筋骨情况，予以对证处理。疾病后期更要注意调

广东省名中医

广东省名中医

补肝肾，充分发挥精生骨髓作用，促进筋骨伤病修复，往往疗效明显。方坚教授临床上针对损伤各期予以补肾养筋治疗，自拟养骨汤（补骨脂、骨碎补、山萸肉、淫羊藿等）、自拟养筋汤（鸡血藤、宽筋藤、山萸肉、木瓜等）治疗，补益肝肾、强筋健骨，疗效确切。

中医讲究三因制宜，即因时、因地、因人制宜。《素问》有云："用寒远寒，用凉远凉，用温远温，用热远热。"方坚教授临证时强调，人不是孤立于自然界之外的，而是自然界的产物，因此人的生理活动、病理变化也必然受气候节令、地理环境等因素的影响；且患者的性别、年龄、体质等个体差异，也对疾病的发生、发展及转归产生一定的影响。因此，临床治病也应具体问题具体分析，有的放矢。三因制宜也是骨伤科疾病诊治必须遵循的一个基本原则。广东地处岭南，多湿热，发病亦有所夹杂，故可见湿热偏盛表现，临床要注意，治疗上适当加入清热祛湿之品往往可获良效。

三、分期论治，调治兼证

中医骨伤科一般根据损伤的发展过程，分为初期、中期、后期。初期治以活血化瘀、行气止痛为主；中期治以和营生新、接骨续筋为主；后期治以坚骨壮筋、补益肝肾气血为主。方坚教授临证时强调，伤科参照三期辨证予以论治，且辨明虚实。损伤初期多见气血瘀阻，为实证；损伤致气血虚脱者，往往见于开放性损伤，亦可见虚证。患者既往体质虚弱者，可见本虚标实、虚实夹杂，治疗当攻补兼施，切忌攻伐太过。损伤中期，仍以实证为主，治疗当以攻邪为主，亦注意不要攻伐太过。损伤后期以虚证多见，治以补益肝肾气血为主，可使用补益类药物调治。

1. 常见骨伤科疾病的分期论治

方坚教授临证时对常见骨伤科疾病采用分期论治，效果显著。如诊治膝关节骨性关节炎时，根据其症状、体征及X线表现，可将其分为早期、中期、后期辨证论治。

早期：早期关节疼痛较剧，痛点明显，肢体困重，或有外伤、劳损史；X线示骨赘形成，但无关节间隙狭窄；辨证多以风寒湿阻、气滞血瘀为主，治以祛风散寒、补肾化湿、行气活血为要。

中期：中期关节酸胀疼痛、肿大，活动受限，被动活动有摩擦感，伴腰膝酸软，肢体渐痿；X线示胫股、髌骨关节面骨赘形成，关节间隙变窄；辨证多以瘀血闭阻、肝肾亏虚为主，治以活血化瘀、补益肝肾为要。

后期：后期关节迁延隐痛，活动受限明显，关节肿大畸形，肌肉明显萎缩；X线示大量骨赘形成，关节间隙变窄，伴软骨下骨硬化；辨证多以肝脾不足、肾虚髓亏为主，治以补肝健脾、补肾养骨为要。

2. 腰椎间盘突出症的分期论治

方坚教授诊治腰椎间盘突出症时，将其分为急性期、缓解期、恢复期。

急性期：患者疼痛明显，常呈被动体位，活动明显受限，此时当"急则治其标"，强调睡硬板床并绝对卧床。该期辨证多为风寒湿阻、湿热郁结及气滞血瘀为主，常处以清热利湿、活血通络之剂。

缓解期：疼痛明显缓解，但还存在下肢放射痛或下肢感觉障碍，可采用"缓则治其本"的方法。根据辨证分为气滞血瘀、风寒湿阻、湿热郁结、肝肾亏虚型，分别治以行气通经、活血化瘀；祛风散寒、化湿通络；清热解郁、祛湿化痰；补益肝肾、养筋活络之剂。同时配合推拿、药物外敷、蜡疗、频谱、干扰电等治疗方法，并嘱患者适当进行腰部功能锻炼。

恢复期：症状基本消失，应加强相关功能锻炼，巩固疗效，促进肢体功能康复。

人体遭受外力损伤后，由于气血、营卫、皮肉、筋骨、经络、脏腑等病理变化，可出现损伤局部及全身的一系列症状体征。"机体损于外，则气血伤于内，营卫有所不贯，脏腑由之不和"。临床上，损伤除引起局部肿胀、疼痛、瘀斑、畸形、异常活动等之外，尚可出现发热、口渴、便秘、尿赤等症状；痿证可出现面色无华、食欲不振、肢体痿软无力等症状。损伤前或损伤后恰感风、寒、湿邪气，或损伤致气血失和，外邪侵袭等，则可出现外感症状，此时更应辨别清楚，否则独治损伤或难以奏效。

四、中西结合，内外兼治

方坚教授临床治疗骨伤科疾病时，常在辨证论治运用中药基础上配合西药治疗，中西合璧，每获良效。

诊治膝骨性关节炎时，其认为肝肾亏虚见于发病全程，因此，补益肝肾应贯穿治疗始终。他主张用药宜以甘润平和之品为主，补而不温燥，凉而不过寒；不宜重用峻猛之矿物类、虫类药物，或对某些病症确有效果，但恐其过分伤正、得不偿失。对早期标实需祛风除湿者，亦应选用风中之润剂治疗，如防风、秦艽、威灵仙等，以免耗伤气血，损伤肝肾，方拟独活寄生汤之属。中后期用药以滋补肝肾、益气养血为主，如淫羊藿、牛膝、黄芪、党参等，自拟养血汤（当归、桂枝、熟地黄、鸡血藤等）、自拟养人汤加减（当归、砂仁、熟地黄、丹参、党参、大枣、扁豆等）。同时，对于本病急性期，往往疼痛较甚，严重影响患者生活质量，根据"急则治其标"原则，予非甾体抗炎药治疗，疼痛改善后减量停用，同时注意护胃。早期运用改善软骨代谢药物，亦可改善关节功能，减少关节结构破坏，阻断骨性关节炎病理进程。

诊治强直性脊柱炎时，早期多责之邪实，分为两种证型：湿热闭阻者治以清热利湿通络，方用自拟三四汤加减（苍术、黄柏、牛膝、薏苡仁、熟地黄、白芍、忍冬藤、络石藤、石楠藤、海风藤、当归、川芎）；寒湿闭阻者治以祛风散寒、除湿通络，方用羌活胜湿汤加减（羌活、蔓荆子、藁本、川芎、甘草、独活、防风）。强直性脊柱炎中期、晚期以虚为主、虚实夹杂，分为三种证型：脾胃亏虚者治以健脾养血，方用自拟养人汤加减；瘀血闭阻者治以祛瘀通络，方用化瘀通络汤加减（黄芪、白芍、柴胡、牛膝、防己、地龙等）；肝肾不足者治以补益肝肾、调和气血，方用独活寄生汤加减。早期非甾体抗炎药及慢性作用药物，如柳氮磺吡啶、甲氨蝶呤等使用可明显缓解症状、控制炎症、抑制病情进展，防止脊柱、髋关节僵硬畸形，或保持最佳功能位置。西药治疗一般3个月为1个周期，定期复查肝功能、肾功能、风湿四项等，以适时调整药物。

方坚教授临证时，往往根据不同临床特点对各种疾病予以辨证分型，进而根据不同证型分别予以相应外治法。例如，对膝关节骨性关节炎瘀血闭阻者用活血紫草油纱外敷，湿热偏盛者用四黄膏外敷，寒湿闭阻者用蜡疗热敷；不同证型均可配合远红外线、中频等理疗。对骨折患者，手法复位后肿胀者予以活血消肿油布外敷，夹板外固定，定期更换油布调整夹板换药，配合功能指导，往往能更快消肿止痛，减轻患者痛苦，加快患者康复，疗效显著。

五、正骨推拿，技法不泥

重视非药物治疗亦是方坚教授治病的特色之一，其正骨推拿手法师古而不泥，临床上适时采用，疗效显著。

1. 膝关节骨性关节炎的手法治疗

对膝关节骨性关节炎患者手法要点如下：患者取仰卧位，术者先用一手握其踝部，另一手适力按压其膝关节髌面，使关节被动伸直，再迅速被动屈曲，并使其膝关节内、外旋转，然后局部采用揉、按、压等手法。注意手法要轻、柔、准、巧，关节活动度要由小到大、逐渐递加（以患者耐受为度）。局部理伤直接作用于患部，有疏经通络、行气活血、理筋正骨、散结止痛、滑利关节的功效，能缓解肌痉挛，纠正关

广东省名中医

广东省名中医

节错位，减轻异常应力集中对关节及其软骨的破坏，恢复局部解剖关系及力学平衡。

2. 腰椎间盘突出症的手法治疗

对腰椎间盘突出症患者，其手法技巧，如推、拿、扳、甩等与传统手法无异，但对施用的时间及动作摆设很有讲究。一般急性期多以轻巧手法为主，得舒则止；缓解期则结合病情灵活运用，其经验总结的三位治脊法，常可缓解病情，促进康复。

三位治脊法介绍如下。

仰卧位：①直抬腿；②曲髋膝拉筋；③强力助蹬腿。

侧卧位：①腰斜扳；②挺腰后拉腿。

俯卧位：①合掌腰弹按；②后扳腿撑腰；③拉腿甩按。

施法前后需对腰、背、腿轻手法按摩放松。大推拿复位作用机制主要为松弛椎旁肌肉，增宽椎间隙，减轻椎间盘压力，促进突出的髓核不同程度的回纳，或改变与神经根的相对位置关系，促进局部水肿和炎症的吸收，改善局部的血液循环及缓解肌肉痉挛，改善脊柱功能，促进脊柱内外力学的恢复，从而达到治疗的目的。

3. 踝扭伤的手法治疗

对于踝扭伤的患者，方坚教授应用改良魏氏手法，具体步骤如下。

（1）内翻背屈法：适用于踝关节内翻扭伤（外侧副韧带损伤）。操作者一手固定外踝，另一手握住足部，在踝关节轻度内翻姿势下，用拇指向前推揉外踝周围的软组织，使局部筋络松舒。操作者一手握住患踝固定，用另一手处于功能位的第2、第3指依次拔伸患足的1～5趾。

（2）外翻背屈法：适用于踝关节外翻扭伤（内侧副韧带损伤）。操作者一手固定内踝，另一手握住足部，在踝关节轻度外翻姿势下，用拇指向前推揉内踝周围的软组织，使局部筋络松舒。操作者一手握住患踝固定，用另一手处于功能位的第2、第3指依次拔伸患足的1～5趾。

从现代医学方面分析，踝关节的韧带分成两大组，即外侧副韧带和内侧副韧带。此外，踝关节还有一组重要韧带，即距腓前韧带和距腓后韧带，他们是关节囊局部的增厚部分。踝关节内翻损伤主要是外侧副韧带的损伤，外翻损伤主要是内侧副韧带的损伤。侧副韧带损伤后其性质和解剖位置会发生微细的变化，出现痉挛，产生无菌性炎症。改良魏氏手法先施以较轻柔的手法使痉挛初步缓解，然后将踝关节过度外翻或内翻，使痉挛的侧副韧带受到顺向牵引而达到解痉目的，将踝关节过度背屈，可使踝关节前后方的韧带受到顺向牵引而达到解痉目的。韧带的痉挛解除，使受伤部位的疼痛减轻，从而阻断了"疼痛—痉挛—疼痛"这一恶性循环，且使受伤的韧带所发生的结构和解剖位置的微细改变得到复原，使损伤在正常的结构状态下恢复，避免了局部无菌性炎症的进一步加重，减少组织粘连、增生等结构形态的改变，从而减少了局部长期肿胀、疼痛缠绵、关节功能受限等后遗症的发生。另外，改良魏氏手法使局部的血液循环得到改善，有利于损伤的修复。

第二节　治学严谨，强调基础

"身正为师，技高为范"是对方坚教授治学方面最好的总结与肯定。作为传道授业解惑的师者，方坚教授对于学生始终秉承治学严谨的态度，相信"严师出高徒"，而这当中的"严"并不仅指严厉的要求，更是指导学生对于学业及专业要有工匠精神。

一、重视基础，注重辨证

方坚教授非常重视中医基础理论，他认为这是中医的根本，也是中医医生学习的根本。"万变不离其宗""千里之行始于足下"，这是中医学的基础，学好基础比什么都重要。

要了解中医的起源、发展，就要了解精气学说、阴阳学说、五行学说、脏腑学说、经脉学说、病因学说等。因为这是中国古代有关世界本原和发展变化的宇宙观和方法论，是对中医学理论体系的形成和发展最有影响的古代哲学思想，也是中医学的重要思维方法。只有了解并掌握了这些，才能将其应用于实践。

同样的，方坚教授尤为重视中医学的精髓——辨证论治。他认为中医学之精髓就在于辨证论治和整体观，临床治疗骨科疾患亦然，切记不能头痛治头，脚痛医脚。所谓"肢体损于外，气血伤于内，营卫有所不贯，脏腑由之不和"。引申开来，骨伤科临证，除了要顾及伤患处之外，更应该注意全身辨证论治之调理。这也是中西医骨科学临证不同之处，更是中医骨伤科特色魅力之所在。

二、诊察全面，注重技巧

方坚教授认为检查技巧是正确诊病的关键，他指出在临床上，疾病的正确诊断与否直接关系着治疗的成败。所谓望、闻、问、切四诊合参是中医诊病的基础，而对于骨科疾患的诊断，其四诊的内容要求就更为丰富。为避免延诊、漏诊、误诊，临床检查技巧是正确诊病的关键。方坚教授提出"十点十二个字"骨科诊断要诀：①"视"（察神色形态）；②"触"（肢体形态、感觉、温度等的触诊）；③"叩"（纵叩痛等的检查）；④"听"（听声息、肢体活动音等）；⑤"动"（肢体的活动度检查）；⑥"力"（肌力等的检查）；⑦"测"（各种测量）；⑧"试"（各种试验）；⑨"神经"（神经方面的特殊检查）；⑩"血管"（血运等的检查）。

"十点十二个字"可以说基本概括了骨科疾患的临床诊断要点，实用、好懂、简单、易记，对于骨科医生对临床疾病的诊断具有非常重要的指导性作用。

随着现代医学基础理论的进一步深入及多学科的交叉发展，中医骨伤科学也不再呈现单一学科发展之局面。骨科临床上的疾病病种也更加纷繁复杂，不再仅仅局限于创伤与矫形外科的骨折、脱位、筋伤及先天性畸形等疾病，还出现了更多骨内科疾患病种，如骨质疏松症、股骨头坏死、骨肿瘤、骨性关节炎等。在这种形势下，方坚教授强调，作为一名现代的骨伤科医生，不仅要有娴熟的外科手术知识和技术功底，更要博览更多的内科及医学基础理论书籍，从基础理论和临床理论两个方面来充实自己，使自己在疾病的临床诊断思维上日趋完善，精益求精。前述"十点十二个字"之骨科诊断要诀，也是中医骨伤科学前辈医家在临床诊要的经验总结，将中医骨伤科学的临床诊断思维提高到一个新的水平，更值得后辈沿袭，多为斟酌。著名岭南中医骨伤科学的宗师何竹林先生也曾指出，一名骨伤科医生，就是优秀的外科医生的手，加上优秀内科医生的头脑。这也非常形象地表明了，骨伤科医生在疾病的临床诊断上，要具备内科较为完善的诊断思维，才能立于不败之地。方坚教授有30多年骨伤科临床经历，更深知检查技巧是正确诊病的关键，也是一名临床医生成功的基础。

三、先明药性，熟记汤头

方坚教授坚持"用药必先熟悉其性能"，也总说："用药如用兵，养兵千日，用在一时。"同理，不论用何药，必先熟悉其性能，然后再结合临床经验活用。中药的性能主要包括四气五味、升降浮沉、归经及毒性等。

清代医家徐洄溪总结说："凡药之用，或取其气，或取其味……或取其所生之时，或取其所生之地，各以其所偏胜而即资之疗疾，故能补偏救弊，调和脏腑，深求其理，可自得之。"这不仅指出了"凡药之用""各以其所偏胜而即资之疗疾"，而且进一步对药物的各种偏性做了探求。所以，方坚教授治病临证用药灵活、经验丰富皆因其对药物性能归经了如指掌使然。

四、人文关怀，治病之人

医者应有"父母仁慈之心"，处处为患者着想。出诊时方坚教授除用中西药处方外，每次还对患者行多方嘱咐，如"多……锻炼""忌食……""较难痊愈，但应没大问题"等。方坚教授说此谓"非药物处方也"，其与药物处方具有同等意义，特别是骨伤科疾患，适当普及保健医学知识，适当功能锻炼指导，适当调整生活、工作习惯，能明显缓解患者症状，改善功能，提高生活质量，消除患者疑虑，有时比服用药物还管用。

比如痛风患者，除了服用普通的抗痛风药物外，对于饮食上的控制也特别重要。如高蛋白质、高胆固醇类的动物内脏，豆类食品均应该严格控制，多饮水，避风保暖，多注意休息，这些嘱咐措施都是有利于其康复的。如若以上环节稍有疏漏，则可能造成疾病迁延难愈，甚至加重。作为医者，更应该有赤诚之心，纤细入微地对待患者，一言一行都应慎重。临床上，有时骨折或患其他骨伤科疾病后，如若患者心理脆弱，稍有不慎便易致癔症，即神经官能症。可能原本疾患已经有所好转或基本恢复，但其却总是怀疑，此时，就应该对患者多多劝诫，消除其疑虑，配合疏肝理气等中药内服。一些老年性骨质疏松症患者，气血渐衰，精神状态不佳，总有急切恢复的心情，此时就应该告诉患者，该症状乃自然发生之象，不可操之过急，可能较难痊愈，但如若慢慢中药调理，应该没大问题。医患之间，亦医亦友，一名优秀的医生就应该懂得如何巧妙地处理医患关系，而"非药物处方"更是用药每每奏效的辅助剂。

五、科学辨证，禁忌盲从

现代的中医骨伤科医生，应该带着批判思维科学地运用辅助检查方法，切不可盲目相信，也不可夜郎自大，这两个极端都不可取。

方坚教授对辅助检查方法在临床上的作用及评价有着自己独到的认

识。骨科临床上有许多疾病，如腰椎椎管狭窄、轻微的膝部半月板、韧带损伤，甚至某些脊椎小关节错缝等，可表现出明显的临床症状和体征，而影像学等现代检查方法可能显示为正常，此时就需要临床医生根据临床证据，综合做出判断。这种情况，就更加突出了掌握正确的传统临床检查方法的重要性。否则，就有"心中了了，指下难明"的窘境，这也是年轻医生最为欠缺的方面。

同时，方坚教授也指出不可以光凭临床检查，就草率做出诊断。在某些情况下，必要的影像学、实验室检查等对于我们做出确诊也大有帮助，对于医生本身也是一种保护。俗语说，"小心驶得万年船"，对患者负责，才是对自己负责。

六、理伤手法，特色鲜明

方坚教授认为中医骨伤科临床治疗之中，理伤手法是特色、是优势。临床上对有些损伤患者如果能恰当地应用手法理伤，确实可以收到意想不到的效果。正如吴谦《医宗金鉴·正骨心法要旨》中所述"知其体相，识其部位，一旦临证，机触于外，巧生于内，手随心转，法从手出。法之所施，使患者不知其所苦，方称手法也"。中医骨伤科的正骨八法：摸、接、端、提、推、拿、按、摩，经过尚天裕、方先之等骨伤科前辈结合自身临床经验体会总结，其疗效逐渐得到了中西医骨伤科学界的认可。

1. 骨伤科手法在临床应用中的地位

方坚教授认为在中医骨伤科的治疗手段上，必须保持以手法为主，这才能突出中医特色。手法作为骨伤科发展的粗线条，历尽沧桑，经过各代医家的医疗实践，涌现出丰富多样、各具特点的流派。即使在现代医学发达的今天，手法仍然是骨伤科医师必备的重要治疗手段。手法对骨折与脱位的复位效果，可以与手术直视下复位相媲美。清代吴谦精辟地说："手法是正骨之首务。"坚持手法疗伤，并不是观念陈旧，而是继承和发扬中医骨伤科的特色。

2. 整复骨折的手法

方坚教授认为自20世纪50年代以来，各地中医骨伤科名家的手法经验得到了系统的继承和整理。影响较大的有北京刘寿山、杜自明，上海石筱山、魏指薪，吉林刘柏龄，天津苏绍三，福建林如高，河南郭维淮，湖北李同生等，其骨伤专著相继出版。尤其是20世纪60年代，尚天裕教授等充分总结中医正骨经验，运用解剖、生理、病理、生物力学等现代科学知识进行研究，总结出新的正骨八法，由此中医骨伤科的手法研究进入了一个崭新的时期。

正骨手法的发展随着时间的推移而变化，概念更明确，针对性更强，适应证更广，日趋成熟。拔伸用于骨折短缩，折顶用于严重重叠，端提、捺正用于侧方移位，纵压用于横形骨折复位，屈伸用于关节附近骨折，分骨用于并列骨移位，旋转用于恢复肢体的正常生理轴线，回旋用于背向移位。结合运用解剖学、生物力学、影像学等，更深刻地揭示了骨折的病理机制，使许多复杂性骨折得到整复，如前臂双骨折、胫腓骨骨折，近关节部位骨折、关节内骨折、陈旧性骨折等。

手法之中，手摸心会一法，是施行手法的前提。一些学者将其归为检查手法，在影像学高度发展的今天，依然受到重视，只有知其体相，识其部位，才能保证手法复位成功。同时配合使用机械牵引装置和复位固定器具，从而使手法更省力，疗效更确切。

3. 整复关节脱位的手法

整复关节脱位的手法与正骨手法乃一脉所生。手法复位治疗关节脱位，具有简便易行、损伤小、关节功能恢复快等优点。刘寿山提出提、端、捺、正、屈、挺、叩、捏的上髎八法，张安桢、武春发将脱位复位手法归纳为手摸心会、拔伸牵引、屈伸收展与旋转回绕、端提捺正、按摩推拿五法，用于常见的关节脱位，可以收到较为满意的疗效。对以往认为难治的脱位，如肱骨外科颈骨折合并肩关节脱位、陈旧性颞颌关节脱位、陈旧性髋关节脱位等，手法复位也获得了成功。如郭维淮对陈旧性髋、肩关节脱位利用杠杆原理，用辅助竹竿撬入法进行复位等，均收到较好疗效。故运用现代生物力学、解剖学对脱位手法进行研究改进，是整复关节脱位手法的发展趋势。

4. 理筋手法

理筋手法的发展，更是日新月异，手法内容的不断扩充，治疗适应证的不断扩大，手法作用机制研究的不断深入，均显示手法研究已向揭示其实质的方向发展。

其一，手法内容的扩充。各医家手法在《医宗金鉴》推拿按摩手法的基础上，推陈出新，如杜自明的"按摩、弹筋拨络、理顺捏拿"，郭维淮的"揉药法、理筋法、活筋法、通经络法"，魏指薪的16种单式和18种复式理筋手法，孙树椿的"伸屈、摇、戳"等20种推拿基本手法，龙层花的治疗脊柱相关疾病的"三步定位诊断和四步十法"等。

其二，手法适应证的扩大。手法治疗的适应证已从一般软组织损伤，扩大到与之相关的疾患，如脊柱相关疾病等，此外还对保健、康复、美容等领域的手法产生了较大的影响。20世纪70年代，冯天有在学习北京罗有明老人正骨经验的基础上，总结出脊柱旋转复位法。此后，在各地学者的努力下，以治疗脊柱软组织损伤和脊柱相关疾病为主的整脊手法日益崛起，一些特殊的疾患如颈椎病、颈源性血压异常、腰椎间盘突出症、髋关节错缝，通过手法治疗，均得到改善与治愈。

其三，手法作用机制研究的深入。根据中医理论进行分析，手法具有活血化瘀、舒筋通络等功效；从解剖学、生理病理学角度看，手法则通过解除痉挛、松解粘连、整复错位、消除狭窄等起作用；从生物力学、生物化学和影像学方面分析，手法可以纠正脊柱力学结构失衡。侯筱魁等经实验研究指出，正确的手法，可调整神经根管容积，松动上下关节突，使神经根管内容物和小关节的粘连获得松解，改善局部循环，有利于症状缓解。有报道认为，手法对细胞膜ATP酶产生影响，从而改变细胞能量代谢状况；有的学者通过MRI检查对比发现腰椎旋转手法前、后椎间盘突出程度无显著差异；脊柱旋转手法使椎间盘压力发生改变，突出髓核变位或变形，从而使受压神经根减张。

在中医骨伤科的治疗手段上，必须保持以手法为主，药物次之，手术更次，这才能叫突出中医特色。若完全用手术替代手法，则中医骨伤科就会"不消自灭"。手法治伤是科学的、先进的。不论是骨折、关节脱位和软组织损伤，确有"手到病除"之效。因此，《医宗金鉴·正骨心法要旨》中的正骨八法后面缀以数语，诚为正骨手法的精华，"至于临证之权衡，一时之巧妙，神而明之，存乎其人矣""知其体相，识其部位，机触于外，巧生于内，手随心转，法从手出"。综上所述，"温故"才能"知新"。中医骨伤科包括骨科和伤科，主要研究骨折、关节脱位和软组织损伤。

七、重中医药，善辨证法

1. 伤科补泻之法

骨伤科疾病，虽然大多为各种外因所引起的局部损伤，但人体是一个整体，局部损伤往往造成整体的失调而致气血阴阳失衡、经络受损和脏腑功能失常，加之血液的流失（内、外出血）、剧烈疼痛的影响等常可导致气血阴阳或脏腑的虚损，而气血阴阳、脏腑的虚损又必然影响损伤的修复。这种虚损表现并不一定只有损伤后期才可出现，如果形体瘦弱、伤势过重或者初期治疗不当，均有可能出现虚损。明代薛己通过大量医案，阐明伤科补泻之法，正如其《薛氏医案·正体类要》序中所曰："肢体损于外，则气血伤于内，营卫有所不贯，脏腑由之不和，岂可纯任手法而不求之脉理，审其虚实，以施补泻哉！"强调补法在伤科治疗中的重要地位。

现代中医骨伤科广泛沿用的三期分治法指出：损伤初期以行气活血、

散瘀止痛为主；损伤中期以调和气血、接续筋骨为主；损伤后期以补益气血、健筋壮骨为主，将补法作为损伤后期的主要治法。所以，在整个治疗过程中，均应以辨证为依据，将"虚者补之""损者益之""盛者泻之"等治则贯穿始终，不可拘泥而致贻误病情，出现"当补不补"或"补而不当"之弊。

2. 伤科三期用药皆可以补

当前流行的三期分治法总结了历代中医对骨伤病内治的经验，体现了中医学对骨伤病的认识和中医治疗特点，具有一定的科学性和实用性，加之简单明了，易于掌握，故成为当前中医骨伤科的临床规范和施治依据。然而，临床仍应以"虚者补之""盛者泻之"为本，不可滥补，亦不可过补，同时注意与其他治法有机结合，灵活运用，注意"攻而不伤，补而不滞"。以下是方坚教授总结的临床经验，伤科三期用药，皆可以补。

初期用补，气血为先；中期用补，脾胃为本；后期用补，肝肾为纲。

3. 内治八法于中医骨伤科的应用

中医骨伤科内治法，过去由于受治疗病种的限制，多年来都以三期用药为主。随着中医骨科的发展、治疗病种的增加，根据中医的基本理论，方坚教授在总结以往名家医案基础上，结合自己临床经验，将汗、吐、下、和、温、清、消、补用药八法运用于骨科，使骨科内治法的应用范围不断扩大。

4. 重视补益脾、胃、肝、肾

骨科疾病与脾、胃、肝、肾四脏腑关系密切，骨科患者，四者多有虚损。

补脾之法，当用"升补"。脾喜燥恶湿，配合化湿，代表方如补中益气汤。升脾之药主要有升麻、柴胡、葛根、防风等；补脾之药主要有党参、五指毛桃、五加皮、刘寄奴、山楂、麦芽等；燥湿之药主要有半夏、草果、生姜、佩兰、藿香、陈皮、常山、丁香、苍术、厚朴、砂仁、益智仁、荜茇等。

健胃之法当"降补"。胃喜润恶燥，配合润胃，代表方如麦门冬汤。降胃之药主要有半夏、陈皮、茯苓等；补胃之药主要有人参、粳米、茯苓、扁豆、炙甘草、黄芪、饴糖、麦仁、山药、莲肉等；润胃之药主要有石斛、玉竹、天花粉、沙参、玄参、麦冬、天冬、粳米、芦根等。

肝主疏泄，有疏泄太过与疏泄不及之分，疏泄太过当"酸苦泄肝"，代表方如乌梅丸；疏泄不及当"辛甘补肝"，代表方如逍遥丸。酸药主要有乌梅、白芍、牡蛎、木瓜、决明子、山楂等；苦药主要有黄连、黄芩、黄柏、川楝子、栀子等；辛药主要有柴胡、郁金、香附、玫瑰花、梅花等；甘药主要有阿胶、白芍、当归、生地黄、丹参、麦冬、天冬、麻仁、人参等。

肾主封藏，肾藏精，肾虚有肾阴虚、肾阳虚之分。肾为先天，脾为后天，补肾阳当直补肾阳，配合固精缩尿及补脾气之品，代表方如右归丸；肝主藏血，乙癸同源，补肾阴当直补肾阴，配合固精缩尿及补肝血，代表方如左归丸。补肾阳之药主要有附子、肉桂、鹿角胶、肉苁蓉、淫羊藿、巴戟天、仙茅、锁阳、葫芦巴、韭菜子、杜仲、续断、狗脊等；补肾阴之药主要有熟地黄、山萸肉，枸杞子、菟丝子、女贞子、鳖甲等；固精缩尿药主要有益智仁、金樱子、覆盆子、沙苑子、龙骨、牡蛎、菟丝子、莲子、芡实、桑螵蛸、山萸肉等。

第二章

临证一得

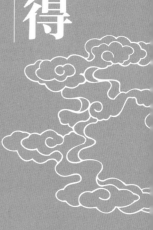

第一节 颈椎病

一、概述

颈椎病是与年龄相关的脊柱退行性病变，多由颈椎的退行性改变（包括椎间盘退变、小关节病变、骨赘形成、韧带增厚及颈椎生理曲度的改变）造成（见图2-1）。颈椎病好发于40～60岁的中年人，是临床上骨科的常见病。国外研究发现，在60岁时，约95%的男性和70%的女性存在颈椎病的放射学证据，约8%的人具有早期脊髓受压的MRI证据。近年来，颈椎病在我国的发病率呈上升趋势，并且发病年龄趋于年轻化，发病年龄多为30～50岁，50岁前后为高发年龄。

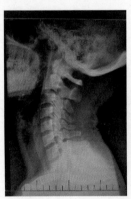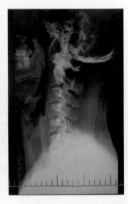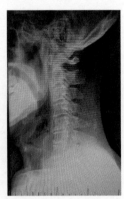

图2-1　颈椎的生理曲度改变

颈部至上肢以臂丛神经支配为主，臂丛神经由第5～8颈神经和第1胸神经的前支组成，分为根、干、股、束、支5个部分，最终形成皮神经、正中神经、尺神经、腋神经、桡神经。其分布为：第5～8颈神经及第1胸神经的前支经椎间孔穿出后，经过由颈椎横突前后结节形成的沟槽，以后经过前、中斜角肌间的间隙穿出，而在颈外侧三角的外侧出现。各神经根在中斜角肌前汇合形成神经干，第5～6颈神经根的前支形成上干，第7颈神经根的前支单独形成中干，第8颈神经根的前支及第1胸神经的前支形成下干，每干又分为前、后二股。当这些前后股在锁骨后向下外走行的过程中，集合成致密的神经束。上、中两干的前股构成外侧束，下干的前股构成内侧束，三干的后股共同构成后束。肌皮神经由外侧束形成，正中神经由外侧束及内侧束形成，尺神经由内侧束形成，腋神经及桡神经由后束形成。臂丛经斜角肌间隙穿出，自锁骨下窝向外下至腋窝。

祖国医学对此病早有认识，与其相应的描述主要散见于"痹""项强""痿证"等条目。《类证治裁》曰："诸痹……良由营卫先虚，腠理不密，风寒湿乘虚内袭。正气为邪阻，不能宣行，因而留滞，气血凝涩，久而成痹。"《黄帝内经·灵枢》曰："脑为髓之海，其输上在于其盖，下在风府……髓海有余，则轻劲多力，自过其度；髓海不足，则脑转耳鸣，胫酸眩冒，目无所见，懈怠安卧。"《丹溪心法·头眩》中说："头眩，痰夹气虚并火，治痰为主，兼补气药及降火药。无痰则不作眩，痰因火动。"《证治汇补·眩晕》中言："以肝上连目系而应于风，故眩为肝风，然亦有因火、因痰、因虚、因暑、因湿者。"这些记载对该病的病因病机、证治规律提供了非常宝贵的资料。

二、病因病机

中医认为，颈椎病的发生是因外感风寒湿热、外伤、体位不正（如长期低头工作）、劳逸或饮食失宜、七情内伤所致。外感风寒湿热，可使风寒湿闭阻或使风热痰上扰而发病，症见颈项强痛，肢体麻木疼痛，活动不利，或头痛、眩晕；扭伤等外伤或体位不正均可使颈部筋脉损伤、气滞血瘀，症见颈肩部及上肢刺痛，痛有定处；劳逸致病则包括劳力、劳神和房劳过度三个方面，"劳则气耗"，劳力过度则伤气，劳神过度则伤血，房劳过度则伤肾；饮食失宜又可损伤脾胃，导致脾胃升降机能失常，可聚湿、生痰等；而情志致病，若七情过及，可伤对应之脏，如喜（惊）伤心，怒伤肝，恐伤肾，思伤脾，忧（悲）伤肺。以上劳逸或饮食失宜、情志所伤均可使五脏气机失常，气血不和，阴阳失调而发生内风、内寒、内热、水湿、痰浊、瘀血等均可闭阻经脉，或筋脉失养而发颈椎病。综上所述，颈椎病既可因外感而发，又可因内伤致病。其病理性质有虚实之分，实证多为风寒湿痹，气滞血瘀，痰湿阻络；虚证多为肝肾不足，气血亏虚。临床多虚实夹杂，以实证为主，正气不足是发病关键，风、痰、湿、瘀是其病机重点，而痰、湿、瘀常见于疾病始终。

三、诊断要点

1. 西医诊断标准

（1）病史：多见于中老年人，青壮年人若有损伤史、劳损史、颈部畸形或其他诱因等亦可发病。

（2）发病经过及病程：多数为缓慢性发病。若有颈部创伤史或劳损史，也可急性发作，病程较长，时轻时重，可反复发作。

（3）X线片显示：颈椎曲度改变、不稳或骨赘形成，钩椎关节骨质增生，韧带钙化，椎管矢状径狭窄。

（4）实验室检查：基本正常。

（5）其他检查：有条件可做CT或MRI检查，有助于本病诊断。椎动脉彩色B超、脑血流图及脑电图对椎动脉型颈椎病的诊断有参考价值。

2. 西医分型及临床表现

（1）颈型：主诉头、颈、肩疼痛等异常感觉，并伴有相应的压痛点。应除外非颈椎退行性病变所致颈肩部疼痛，如落枕、肩周炎、风湿性纤维组织炎等。

（2）神经根型：具有较典型的神经根性症状（麻木、疼痛），其范围与颈神经支配的区域相一致。应除外非颈椎退行性病变所致的以上肢疼痛为主的疾患，如胸廓出口综合征、网球肘、腕管综合征、肩周炎等。

（3）脊髓型：有脊髓受压表现。中央型症状先从上肢开始，周围型症状先从双下肢开始，肢体痿软力弱，行动困难，或有束带感，感觉异常，生理反射亢进，病理反射出现，如霍夫曼征或巴宾斯基征阳性等。肌萎缩性脊髓侧索硬化症、脊髓空洞症、脊髓损伤等除外。

（4）椎动脉型：曾有晕倒发作，并伴有颈源性眩晕，旋颈试验阳性。脑血流图、彩色B超等有助于诊断。应除外眼源性、耳源性眩晕。

（5）交感神经型：头晕、眼花、耳鸣、手麻、心动过速、心前区疼痛等一系列交感神经症状。

（6）混合型：兼有上述两型以上的症状和体征。

临床表现与X线表现均符合颈椎病者，即可确诊。

四、中医辨证论治

颈椎病临床症状主要以颈肩部疼痛、上肢麻木、头疼、头晕等表现为主，在该病的诊治过程中，辨证与辨病相结合十分重要。辨证施治是中医学的基本法则和灵魂，应遵循中医的理、法、方、药原则进行辨证施治，兼顾各个分型的特点。做到既辨病，又辨证，病、证合参，选用适当的方药，恰当的手法治疗。

颈椎病中医临床分为风寒湿痹型、气滞血瘀型、痰湿阻络型、肝肾不足型、气血亏虚型。颈型颈椎病多为中医落枕，多由感受风寒或睡眠姿势不良、扭伤所致，治疗应疏风散寒，或活血化瘀，通络止痛；神经根型多为中医的风寒湿痹型，多由感受风、寒、湿所致，治宜祛风除湿，通络止痛；椎动脉型多为中医的痰湿阻络型，多由痰湿阻滞或风痰上扰所致，治宜祛风化痰，舒筋活络；脊髓型多由肝肾不足，或气血亏虚所致，治宜补益肝肾，强筋壮骨，或补益气血，通络止痛。对于颈椎病的病因多样、病机复杂、症状繁多，治疗时应详辨病因，细审病机，灵活选方，随证加减，方能疗效彰显。此外，还应配合颈椎牵引、手法按摩、脊柱定点旋转扳法，以化瘀镇痛，疏通经络；还要养成良好的工作、睡眠姿势，不长期低头工作，不高枕睡眠，加强体育锻炼，以强身健体，提高疗效。

1. 风寒湿痹型

证候：常见于颈型和神经根型颈椎病。头痛或后枕部疼痛，颈僵，转侧不利，一侧或两侧肩臂及手指酸胀痛麻；或头疼牵涉至上背痛，肌肤冷湿，畏寒喜热，颈椎旁可触及软组织肿胀结节。舌淡红，苔薄白，脉细弦。

治法：温经活血，祛寒除湿，通络止痛。

方药：加味蠲痹汤加减（甘草6g，白芍15g，羌活10g，姜黄6g，当归6g，防风10g，黄芪30g，党参15g，茯苓15g，白术10g，炙甘草6g，陈皮6g）。

2. 气滞血瘀型

证候：常见于神经根型颈椎病。颈肩部、上肢刺痛感，疼痛部位固定，肢体麻木。舌质呈暗红色，脉象弦。

治法：活血通络。

方药：化瘀通络汤（当归6g，赤芍10g，川芎6g，红花6g，牛膝10g，威灵仙10g，柴胡10g，防己10g，地龙6g）。

3. 痰湿阻络型

证候：常见于椎动脉型或交感神经型颈椎病。眩晕反复发作，甚者一天数十次，即使卧床亦视物旋转，伴恶心，呕吐，行走失稳，胸膈痞闷，肢体困重，或头眩心悸。舌苔白滑或腻，脉滑。

治法：化痰息风，定眩止痛。

方药：二陈汤加天麻、钩藤、决明子、白芷（陈皮6g，姜半夏10g，乌梅10g，茯苓10g，甘草10g，天麻10g，钩藤10g，决明子10g，白芷10g）。

4. 气血亏虚型

证候：常见于椎动脉型颈椎病。头昏，眩晕，视物模糊或视物目痛，身软乏力，纳差，颈部酸痛，或双肩疼痛。舌淡红或淡胖，边有齿痕，苔薄白而润，脉沉细无力。

治法：益气养血，醒脑宁神，活血通络。

方药：自拟养血汤加减（当归6g，桂枝6g，熟地黄10g，鸡血藤10g，鹿衔草10g，木瓜10g，牛膝10g，淫羊藿10g，黄芪30g，党参15g，白术15g，天麻10g）。

5. 肝肾不足型

证候：常见于脊髓型颈椎病手术后遗症或久治不愈者。颈肩部、上肢麻木，双上肢感觉不对称，或有下肢无力疼痛，伴耳鸣，遗精，腰膝酸软，精神萎靡。舌嫩红，少苔或无苔，脉细弱。严重者四肢不完全瘫（硬瘫或软瘫），大小便失禁，饮食正常或纳差。

治法：滋补肝肾。

方药：左归丸（熟地黄30g，菟丝子15g，牛膝15g，龟板胶10g，鹿角胶10g，山药15g，山茱萸15g，枸杞子15g）。

五、辅助药物治疗

药物在颈椎病的治疗中可以起到辅助的对症治疗作用，常用的药物有：

（1）解热镇痛剂：疼痛严重者可口服阿司匹林、吲哚美辛肠溶片（消炎痛）、盐酸苄达明（炎痛静）、泼尼松、抗炎灵等。

（2）扩张血管药物：如茄草酸、血管舒缓素、地巴唑等，可以扩张血管，改善脊髓的血液供给。

（3）解痉类药物：如盐酸苯海索片（安坦片）、苯妥英钠等，可解除肌肉痉挛，适用于肌张力增高，并有严重阵挛者。

（4）营养和调节神经系统的药物：常用的有谷维素、刺五加糖衣片、健脑合剂、朱砂安神丸、柏子养心丸等，可调节神经系统的功能。维生素B_1、维生素B_{12}等有助于神经变性恢复。

六、非药物治疗

在颈椎病的治疗中，非药物治疗同样具有不可替代的重要作用。

1. 颈椎牵引

原理：①限制颈椎活动，解除颈部肌肉痉挛，以减轻神经根及突出物的充血水肿；②增大椎间隙及椎间孔，减轻其对神经根的压迫；③减小对椎间盘的压力，有利于突出的椎间盘消肿或回缩；④减轻钩椎关节骨刺对神经根、椎体及交感神经的刺激；⑤避开重叠的小关节或嵌顿的关节囊。

方法：常用枕颌带坐位或卧位牵引，也可用牵引床自动牵引。牵引重量适中，避免大重量牵引。

适应证：此法适用于神经根型、椎动脉型及交感神经型颈椎病。脊髓型颈椎病牵引会加重症状，故慎用。

2. 针灸拔罐

选取相应节段的颈夹脊穴是较为常用的方法。同时根据经络所过，主治所及的理论并结合腧穴的主治特性进行选穴。常取C_1~C_5颈夹脊穴、风池、天柱、肩井、后溪、合谷、外关，用毫针刺泻法或平补平泻法。

3. 理疗

原理：①解除颈部肌肉痉挛，减轻疼痛；②促进颈部血液循环；③减轻神经根充血水肿等炎症反应。

方法：中频、超短波、短波、感应电、直流电疗法等。

适应证：此法适用于各种类型颈椎病。但对脊髓型颈椎病，只能缓解颈部症状，不能解决脊髓压迫。

4. 手法

原理：改善颈部血液循环，消除肿胀，减轻症状，而并非使退变或突出的椎间盘复位。

方法：循经取穴，用点、推、擦、揉、牵、拉、扳等法。

适应证：此法适用于神经根型、椎动脉型及交感神经型颈椎病。此法治疗不当，可使脊髓型颈椎病患者脊髓损伤，故对脊髓型颈椎病患者要慎用。

5. 穴位注射

消炎镇痛液（2%利多卡因5mL＋曲安奈德40mg＋维生素B_1 100mg＋维生素B_6 100mg＋维生素B_{12} 400mg）痛点注射，每处2～4mL，常用于神经根型颈椎病。

6. 小针刀治疗

原理：小针刀疗法主要对其发病外因——颈椎生物力学的失衡进行调整和治疗。利用小针刀特殊的结构设计和治疗手法，剥离、疏通肌肉、韧带、筋膜间的各种粘连，使肌肉、韧带、筋膜得以松解、修复，解除或减轻活动受限症状，恢复颈椎的动力平衡，阻止、减缓颈椎间盘的退变。

适应证：适用于一切颈椎及附近软组织（如颈部肌腱、筋膜、韧带及关节囊等）的急慢性损伤造成的病理改变。不仅适用于颈型颈椎病的治疗，临床上亦多用于神经根型颈椎病、椎动脉型颈椎病和脊髓型颈椎病的早期治疗。该疗法可以作为颈椎病治疗重要的辅助疗法。

禁忌证和注意事项：小针刀治疗是准手术治疗，属侵入性治疗，且颈部生理位置重要，血管、神经也极为丰富。因此，颈部针刀操作危险性较大，患者的反应也较强。施术者应熟悉颈部解剖及各种刀法的实施要领，明确病变部位及层次，对患者病情及全身情况有正确的估计，操作要熟练，掌握好进针剥离的深度和层次，不可过多广泛地剥离。颈椎病治疗时要密切观察患者的反应，并做好意外情况的抢救准备。

7. 外科手术治疗

对于颈椎间盘突出经非手术治疗后根性疼痛未缓解或继续加重，严重影响生活及工作者；或颈椎病有脊髓受累症状，经脊髓碘油造影有部分或完全梗阻者；或颈椎病患者突然发生颈部外伤或无明显外伤而发生急性肢体痉挛性瘫痪者，可采取手术治疗。

8. 其他非药物治疗

（1）适当增加工间休息。长期从事案头工作的人，应增加工间休息和活动时间，以增强全身的血液循环，消除局部肌肉疲劳，预防和缓解颈椎的劳损。

（2）加强颈部的锻炼。加强颈部肌肉的锻炼可以预防和延缓颈椎病的发生和发展。据调查，颈部肌肉发达、力量大的人群中，颈椎病发作的概率下降了80%。所以，加强颈部肌肉锻炼，对于维护颈椎骨质，椎管稳定有着重要的意义。

（3）选择合适的枕头。合适的枕头对预防和治疗颈椎病有重要意义。一般仰卧者枕高一拳，侧卧者枕高一拳半，约10cm。弹性不宜过大，弹性过大的枕头容易造成颈部肌肉的疲劳和损伤。习惯仰卧者最好在颈下垫一小枕头，以保持颈椎的生理曲度。习惯侧卧者应将枕头充塞到面部与肩部的空隙中，以减轻颈部的负担。

（4）防止外伤与落枕。平时应防止颈部外伤及落枕，以免颈椎韧带损伤，使颈椎的稳定性受到破坏，进而诱发或加重颈椎病。

第二节　肩关节周围炎

一、概述

肩关节周围炎，简称肩周炎，是肩关节囊及其周围软组织（包括肌肉、肌腱、韧带、滑液囊）的慢性非特异性无菌性炎症。

肩关节周围肌肉又称肩带肌（见表2.1），主要包括三角肌、肩袖、大圆肌。三角肌起于锁骨外1/3、肩峰及肩胛冈，止于肱骨三角肌粗隆，作用为在腋神经控制下使臂外展；冈上肌起于冈上窝，止于肱骨大结节，作用为在肩胛上神经控制下使臂外展；冈下肌起于冈下窝，止于肱骨大结节，作用为在肩胛上神经控制下使臂内收、外旋；小圆肌起于冈下窝下部，止于肱骨大结节，作用为在腋神经控制下使臂内收、外旋；肩胛下肌起于肩胛骨前面，止于肱骨小结节，作用为在肩胛下神经控制下使臂内收、外旋；大圆肌起于肩胛骨下角背面，止于肱骨小结节嵴，作用为在肩胛下神经控制下使臂内收、后伸。

表2.1　肩带肌的起止点、作用及支配神经

肌肉	起始	抵止	作用	神经
三角肌	锁骨外1/3、肩峰及肩胛冈	肱骨三角肌粗隆	臂外展	腋神经
冈上肌	冈上窝	肱骨大结节	臂外展	肩胛上神经
冈下肌	冈下窝	肱骨大结节	臂内收、外旋	肩胛上神经
小圆肌	冈下窝下部	肱骨大结节	臂内收、外旋	腋神经
肩胛下肌	肩胛骨前面	肱骨小结节	臂内收、外旋	肩胛下神经
大圆肌	肩胛骨下角背面	肱骨小结节嵴	臂内收、后伸	肩胛下神经

中医认为本病是由于肝肾亏虚，加之感受风、寒、湿邪，造成肩关节周围疼痛、活动功能障碍，故称之为"露肩风"或"漏肩风"，属中医学"肩痹""肩凝"等范畴，此外还有"肩凝症""冻结肩"等病名。本病具有多发于50岁左右人群、女性多于男性、病程长的特点。因肩关节囊与周围组织发生粘连，以肩部疼痛、功能活动受限为其临床特征。本病经积极治疗，预后一般较好，治愈率较高；若失治、误治，可致本病迁延不愈，甚至有可能严重影响肩关节的功能活动，严重降低患者生活质量。

二、病因病机

肩关节周围炎属中医学"肩痹""肩凝"等范畴。五旬之人年老体弱，天癸渐竭，肝肾渐衰，阳气不足，气血虚亏，筋肉失于濡养，此为本病发病关键。加上肩部过度劳伤，若受外伤或风、寒、湿邪侵袭，卫阳不固，外邪犯于筋肉，易致肩部经络不运，气血凝滞，致血不荣筋、寒凝筋脉而肩部疼痛、关节失用。

西医上，肩关节周围炎的发病原因，一般认为是在肩关节周围软组织退行性变的基础上，肩部受到轻微的创伤、长期劳损、受寒等多种因素的交叉作用后，加之未能及时治疗和进行功能恢复锻炼，肩部功能活动减少，导致肩关节囊及周围组织发生粘连，出现肩痛、功能受限而形成本病。其主要的病理变化是肩关节的关节囊及周围软组织发生的一种范围较广的慢性无菌性炎症，引起软组织粘连，限制了肩关节活动。由于肩部肌腱、肌肉、关节囊、滑囊、韧带出现炎症反应，充血水肿，炎性细胞浸润，组织液渗出而形成瘢痕，造成肩周组织挛缩、肩关节滑囊与关节软骨间粘连、肩周软组织广泛性粘连，进一步造成关节活动严重受限。

三、诊断要点

本病好发于50～60岁的中老年人，女性多于男性，大多慢性发病，病程较长，隐袭进行，常因上举、外展动作引起疼痛始被注意。亦有疼痛较重及进展较快者。

1. 肩部疼痛

大多数患者以肩部疼痛为首发症状，起初多为阵发性疼痛，日久失治或误治，可发展为持续性疼痛。疼痛可为钝痛、刀割样疼痛，常在夜间加重，严重者可痛醒，可放射至肩胛、颈、手部。检查时局部压痛点在肩峰下、喙突、大结节等处。

2. 肩关节活动受限

肩关节各方向活动受限，外展、上举、内旋、后伸更为明显。随着病情进展，由于长期废用引起关节囊及肩周软组织的粘连，肌力逐渐下降，加上喙肱韧带固定于缩短的内旋位等因素，使肩关节各方向的主动和被动活动均受限，特别是梳头、穿衣、洗脸、叉腰等动作均难以完成，严重时肘关节功能也可受影响，屈肘时手不能摸到同侧肩部，尤其在手臂后伸时不能完成屈肘动作。

3. 肩部怕冷

多数患者肩部怕冷，患者长年以衣物裹肩，避风避寒。

4. 肌肉痉挛与萎缩

病程较长者，肩关节长期缺乏活动，患者早期可见三角肌、冈上肌等肩周围肌肉痉挛，晚期可见肩部肌肉发生废用性肌萎缩，尤以三角肌萎缩明显。

本病与肩部骨、关节、软组织的损伤及由此引起的肩关节活动受限的疾患相鉴别。此类患者都有明显外伤史，且可查到原发损伤疾患，恢复程度一般较本病差。同时，要注意与颈椎病、肩袖损伤相区别，颈椎病有肩臂放射痛，但肩部往往无明显压痛，仅有颈部疼痛或活动障碍，肩部活动尚好；而肩袖损伤主要表现为肩关节主动活动受限，在有其他人的帮助下，肩关节是能够抬起来的；而肩周炎主要是由肩关节周围组织的粘连引起的，表现为肩关节各个活动方向均受限，不论是主动活动还是他人帮助下的被动活动均不能抬起。

四、中医辨证论治

本病总属本虚标实之证，临床当以补益肝肾、祛风除湿散寒、扶正祛邪为基本大法。临床常见寒湿闭阻、湿热闭阻、肾阳亏虚、气血亏虚、肝血不足证候。在论治中因邪之不同而分别佐以祛风、散寒、祛湿等法。本病主要采用保守治疗。部分患者可以自愈，但时间长，遗留肩关节功能恢复不全等不良后果。同时配合肩关节的功能锻炼，对预防出现肌肉失用性萎缩、加快患者痊愈具有重要意义。

（一）内服药

1. 寒湿闭阻型

证候：见于病变各期。肩部疼痛，恶寒，或肩部有沉重感，肩关节活动不利，复感寒湿之邪疼痛加剧，得温痛减。舌质淡，苔白腻，脉弦滑或弦紧。

治法：散寒祛湿，通络止痛。

方药：蠲痹汤加异功散加减（甘草6g，白芍15g，羌活10g，姜黄6g，当归6g，防风10g，黄芪30g，党参15g，茯苓15g，白术10g，炙甘草6g，陈皮6g）。

2. 湿热闭阻型

证候：见于病变各期。肩部疼痛，遇热加重，得冷则舒，局部灼热，痛不可触，关节屈伸不利，常伴有口渴不欲饮，烦躁。舌苔黄腻，脉滑数。

治法：补血养血，清热祛湿，舒筋通络。

方药：自拟三四汤加减（苍术10g，黄柏10g，牛膝10g，薏苡仁20g，熟地黄15g，白芍15g，忍冬藤15g，络石藤15g，石楠藤15g，海风藤15g，当归6g，川芎6g）。

3. 肝肾不足型

证候：多见于病变中后期。肩部酸痛日久，肌肉萎缩，关节活动受限，劳累后疼痛加重，伴头晕目眩，气短懒言，四肢乏力。舌质淡，苔少或白，脉细弱或沉。

治法：滋补肝肾，养血通络。

方药：自拟养血汤加减（当归6g，桂枝6g，熟地黄15g，鸡血藤15g，鹿衔草10g，木瓜10g，牛膝10g，淫羊藿10g）。

4. 肾阳亏虚型

证候：多见于病变中后期。肩部疼痛日久，关节活动受限，下肢无力，形寒肢冷，小便清冷。舌淡苔白，脉沉细。

治法：温肾壮阳，温煦经脉。

方药：自拟养肾方加减（熟地黄15g，丹参15g，锁阳10g，金樱子10g，覆盆子10g，肉苁蓉10g，益智仁10g，乌药6g）。

5. 肝血亏虚型

证候：多见于病变中后期。肩部疼痛日久，关节活动不利，伴头晕目眩，面白无华。舌质淡，苔薄白，脉弦细或弱。

治法：养筋通络，补血理肝，补肾强骨。

方药：自拟养筋汤加减（五加皮10g，枸杞子15g，鸡血藤10g，宽筋藤10g，骨碎补10g，柴胡10g，羌活10g，当归10g，桑寄生10g，葛根10g，木瓜10g）。

（二）外用药

应以舒筋活络、祛风止痛为法。外贴筋骨疗伤膏、温通膏等。

五、肩周炎分期论治

（一）肩周炎分期

疼痛期：持续时间数周或数月。表现为逐渐加重的肩周围疼痛。一般不宜过早采用推拿、按摩方法，不然疼痛很有可能会加重，病程会延长。患者可以自我采取一些主动功能练习，保持肩关节活动度，在急性期过后，再进行推拿、按摩，以达到改善血液循环，促进局部炎症消退的目的。

冻结期：持续时间为4～12个月。这个时期的主要问题是关节活动度降低，疼痛反而减轻了。治疗的重点，以恢复关节活动度为主，可以采取理疗、拔罐、推拿等多种措施，配合科学的功能锻炼，扩大肩关节活动范围，从而恢复肩关节的正常生理功能。

恢复期：持续时间数周或数月。这个时期，关节活动度逐渐恢复，患者要继续加强功能锻炼，增强肌肉的力量、弹性及收缩功能，消除残余症状，以达到全面康复和预防复发的目的。

（二）分期治疗

1. 理筋法

本病急性期不宜推拿，可使炎症反应加剧，增加粘连形成。慢性期可采用推拿法，患者正坐，术者用右手拇指、示指、中指对捏三角肌肌束，沿垂直于肌纤维的走行方向拨动5～6次，再拨动痛点附近的冈上肌、肱二头肌长头肌腱各5～6次，然后按摩肩前、肩后、肩外侧。继之，术者左手扶住肩部，右手握患者腕部，做牵拉、抖动、旋转活动，然后逐渐将患肢外展、上举、内收、前屈、后伸。施行手法时，会引起不同程度的疼痛，要注意用力程度，以患者能耐受为宜。隔天治疗1次，10次为一个疗程。主要是通过被动运动，使粘连松解，增加活动范围。

2. 练功活动

患者在早期可做内旋、外旋、环转上臂动作，反复锻炼。

（1）经典的爬墙运动。面对墙壁，手指逐渐向上爬，做肩外展上举动作，直至感到疼痛而不能再向上的时候，在墙壁上做一标记，再次行爬墙运动时，要超过上次的标记，每天2～3次，每次5～6分钟。

（2）两手抱头法。双手紧抱放至后枕部；两肘拉开，与身体平行；然后两肘收拢。反复进行这种肩关节的开合功能锻炼。

（3）吊环训练。采用滑轮挂绳，挂绳的一端系着患肢，病员以健侧上肢向下牵拉绳另一端，帮助患侧肩关节的锻炼活动。

六、其他疗法

（1）局部封闭：盐酸利多卡因1mL加醋酸泼尼松龙注射液1mL，局部痛点注射。

（2）蜡疗、通络宝、中频、超激光、红外线等理疗方法亦可取得一定效果。

第三节　类风湿性关节炎

一、概述

类风湿性关节炎是一种以对称性多关节炎为主要临床表现的自身免疫性疾病，以关节滑膜慢性炎症、关节的进行性破坏为特征。临床表现为对称性关节肿痛，晚期可出现关节强直或畸形，功能严重受损。本病有病因复杂、病程较长、多发于青年女性、致残率高等特点。西医认为，本病发病可能与感染、遗传、雌激素水平、环境因素（如潮湿、寒冷等），以及劳累、营养不良、外伤、精神刺激等有关，最终可出现鹅颈畸形等，且病情反反复复使患者遭受巨大的痛苦，严重影响患者工作、生活，给家庭、社会带来沉重的经济负担。

中医虽无类风湿性关节炎病名，但根据其临床症状及中医古籍的描述，该病当属于中医学"骨痹""痹证""历节""尪痹"等范畴。骨痹病名最早见于《黄帝内经》。《素问·逆调论》谓："肾者水也，而生于骨，肾不生，则髓不能满，故寒甚至骨也……病名曰骨痹，是人当挛节也。"《素问·气穴论篇》曰："积寒留舍，荣卫不居，卷肉缩筋，肋肘不得伸，内为骨痹，外为不仁。"骨痹以骨重不可举、骨酸痛、身寒为其症状特点。对历节病描述首见于汉代张仲景《金匮要略》，"身体羸瘦，独足肿大，黄汗出，胫冷，假令发热，便为历节也""寸脉沉而弱，沉即主骨，弱即主筋，沉即为肾，弱即为肝。汗出入水中，如水伤心，历节黄汗出，故曰历节""诸肢节疼痛，身体魁羸，脚肿如脱"，与类风湿性关节炎的临床症状和特点极为相似。

二、病因病机

《黄帝内经》曰："风寒湿三气杂至，合而为痹。"此为痹证总的外因，又云，"正气存内，邪不可干""邪之所凑，其气必虚""风雨寒热不得虚，邪不能独伤人，猝然逢疾风暴雨而不病者，盖无虚。故邪不能独伤人""不与风寒湿气合，故不为痹"，由此可见"邪侵"是发病的外部条件，而"正虚"是疾病发生演化的根本原因。另外，临床上发现"痰饮瘀血"作为人体病理产物，也可导致发病。故本病总的病机为本虚标实、风寒湿热错杂。由于素体虚弱，外邪乘虚而入，内外合邪，阳气不化，寒邪内蕴，着于筋骨，闭阻经络，气血不畅，正虚邪侵，邪恋损正，日久不愈，痰瘀内生，终致筋挛骨损，关节强直失用，发为本病。

三、诊断要点

1. 症状

最常见以近端指间关节、掌指关节及腕关节为主的对称性、多关节、小关节肿痛，活动受限，指关节呈梭形肿胀，晚期可畸形。晨僵的持续时间常与病情活动程度一致，常缓慢起病，有乏力、纳差、体重减轻及低热等。关节外表现常见类风湿结节、血管炎、胸膜炎、间质性肺炎、心包炎、浅表淋巴结肿大、肝脾肿大等全身各个系统的损伤。

2. 体征

对称性的关节肿胀、变形，活动受限，以四肢小关节多见，或可见皮下类风湿结节等。

四、中医辨证论治

本病总属本虚标实，治疗当以扶正祛邪。临床上大致分为活动期和缓解期。活动期多以邪实为主，以寒湿、湿热或寒热夹杂常见，治以祛邪；缓解期多属正虚邪恋或虚实夹杂，正虚多为肝肾亏虚、气血不足，邪实则多见痰浊、瘀血等，治宜扶正祛邪。值得注意的是，因笔者居岭南多接诊当地患者，岭南地处亚热带地区，气候潮湿炎热，根据三因制宜，当地人体质普遍脾胃偏虚易兼夹湿热，在活动期或缓解期均可见，故在临床接诊本地区类风湿性关节炎患者时也应当考虑此因素。本病可辨证分为6型：寒湿闭阻型、湿热闭阻型、痰瘀闭阻型、肾虚寒凝型、肝肾阴虚型、气血亏虚型。

（一）活动期

1. 寒湿闭阻型

证候：肢体关节（以双手指对称性关节常见）肿胀或重着冷痛，晨僵，关节屈伸不利，局部皮色不红，遇寒痛剧，得热痛减，肌肤麻木不仁，口淡不渴，恶风寒，阴雨天加重，肢体沉重。舌质淡或淡红，苔薄白或白腻，脉沉紧或浮缓。

治法：祛风散寒，除湿通络。

方药：蠲痹汤合羌活胜湿汤加减（羌活10g，防风10g，当归10g，黄芪30g，姜黄10g，甘草10g，白芍15g，川芎10g，独活10g，蔓荆子10g，藁本10g，桂枝6g）。

2. 湿热闭阻型

证候：肢体关节或肌肉局部红肿，重着，疼痛如燎，晨僵，关节屈伸不利，局部皮肤温度升高，或伴发热，口苦，口渴不欲饮；或心烦口渴，便干溲黄。舌红，苔黄或黄厚腻，脉滑数。

治法：清热利湿，通络止痛。

方药：自拟三四汤加减（苍术10g，黄柏10g，牛膝10g，薏苡仁20g，熟地黄15g，白芍15g，忍冬藤15g，络石藤15g，石楠藤15g，海风藤15g，当归6g，川芎6g）。

（二）缓解期

1. 痰瘀闭阻型

证候：关节漫肿日久，刺痛，痛处不移，肢体麻痹，甚至强直畸形，屈伸不利，肌肤甲错、紫暗，或关节僵硬变形，有硬结、瘀斑，面色黧黑，或胸闷痰多。舌质紫暗，苔白腻或厚腻，脉细涩或细滑。

治法：活血化瘀，祛痰通络。

方药：化瘀通络汤合二陈汤加减（赤芍15g，柴胡10g，牛膝10g，当归10g，川芎10g，红花6g，威灵仙10g，防己10g，地龙10g，法半夏10g，陈皮6g，茯苓15g，甘草6g）。

2. 肾虚寒凝型

证候：关节肿胀冷痛，肢冷不温，晨僵，关节屈伸不利，关节畸形，遇寒加重遇热缓解，腰背酸痛，俯仰不利，面色㿠白，畏寒怕冷。舌淡胖，苔白滑，脉沉细。

治法：祛风散寒，补肾温阳。

方药：自拟补肾通痹方加减（肉桂10g，肉苁蓉10g，干姜10g，桑寄生10g，淫羊藿10g，覆盆子10g，鸡血藤10g，羌活10g，葛根10g，宽筋藤10g，当归10g，甘草10g）。

3. 肝肾阴虚型

证候：关节肿胀酸痛，晨僵，关节屈伸不利、畸形，腰膝酸软，头晕耳鸣，盗汗，失眠，手足心热。舌红少苔，脉细数。

治法：补益肝肾，滋阴清热。

方药：自拟养筋汤加减（五加皮10g，枸杞子15g，鸡血藤10g，宽筋藤10g，骨碎补10g，柴胡10g，羌活10g，当归10g，桑寄生10g，葛根10g，木瓜10g，大枣15g）。

4. 气血亏虚型

证候：关节酸胀疼痛，僵硬屈伸不利，麻木不仁，肤白冰凉，面色淡白，精神萎靡，神疲乏力，自汗，或心悸。舌淡苔薄白，脉细弱。

治法：补益气血，祛邪通络。

方药：自拟养人汤加减［黄芪30g，党参15g，熟地黄15g，丹参15g，扁豆10g，莪术10g，淫羊藿10g，石菖蒲10g，肉苁蓉10g，当归6g，砂仁（后下）6g］。

五、辅助药物治疗

1. 一般原则

类风湿性关节炎治疗的主要目的是：①缓解疼痛；②减轻炎症；③减少不必要的不良反应；④保护肌肉和关节的功能；⑤尽可能恢复舒适和高质量的生活。

2. 药物治疗

类风湿性关节炎的药物治疗通常以缓解病情及改变病程为目的，包括非甾体抗炎药、缓解病情的抗风湿药和糖皮质激素。

非甾体抗炎药是治疗类风湿性关节炎的初始药物，具有止痛和抗炎特性，但不能改变疾病的进程或关节破坏，因此，不能单独用于类风湿性关节炎治疗。选择性环氧化酶–2抑制剂同传统的非甾体抗炎药相比，能显著降低严重胃肠道不良反应发生率。因此，建议对于大多数青年的类风湿性关节炎患者，由于没有伴随疾病，可以使用非选择性非甾体抗炎药，如尼美舒利分散片等；而对于年纪偏大者，尤其是有上消化道出血或其他胃肠道风险的患者，建议使用选择性环氧化酶–2抑制剂，如塞来昔布胶囊等，但对于有心血管和肾脏疾病史的患者，应谨慎使用这类药物。

循证医学证实，缓解病情的抗风湿药能改善病情并延缓骨关节破坏（经影像学证实）。因此，任何确诊为类风湿性关节炎的患者，如果具有进行性关节疼痛、明显晨僵或疲劳、活动性滑膜炎、血沉和C反应蛋白水平持续升高或影像学证实有骨关节破坏，不论使用非甾体抗炎药是否能充分缓解症状，都应在确诊后3个月之内开始使用缓解病情的抗风湿药治疗。常用的缓解病情的抗风湿药包括羟氯喹、柳氮磺吡啶、甲氨蝶呤、来氟米特及α肿瘤坏死因子拮抗剂，包括依那西普和英夫利西单抗。新的治疗指南推荐使用缓解病情的抗风湿药联合治疗，尤其是"甲氨蝶呤—柳氮磺吡啶—羟氯喹"三联方案。来氟米特及生物制剂α肿瘤坏死因子拮抗剂的治疗前景被看好。

口服小剂量糖皮质激素（<10mg/天，或等效剂量的其他药物），以及局部注射糖皮质激素，对于病情活动的类风湿性关节炎患者缓解症状非常有效。新近的研究证据表明，小剂量糖皮质激素能减缓关节破坏的进度，因此，糖皮质激素具有缓解病情的潜能。然而，全身使用小剂量糖皮质激素的同时，必须时刻权衡其副作用。接受糖皮质激素治疗的患者应给予钙（1 500mg/天，包括饮食和钙制剂）和维生素D（400～800IU/天）治疗，应在糖皮质激素治疗开始时给予。

对于疼痛无法忍受、关节活动范围受限及因关节结构破坏导致的功能受限，可以考虑手术治疗。类风湿性关节炎的外科治疗包括腕管松解术、滑膜切除术、趾指切除术、关节成形术及关节融合等。

六、非药物治疗

非药物治疗包括对患者的宣传教育，在类风湿性关节炎的整个治疗过程中，非药物治疗同样非常重要。

1. 对患者进行疾病知识宣教
指导患者进行不加重疲劳和关节症状的适度活动。

2. 饮食
治疗期间，患者应进食富含蛋白质、热量和维生素的食物，以增强机体抵抗力，加强抵御药物不良反应的能力。

3. 预防畸形
注意保持手指关节功能，平时避免受凉及冷水刺激等，适当功能锻炼，延缓关节骨化，防止畸形。

4. 运动治疗
科学的体育锻炼具有松解关节粘连，滑利关节，有助于气血流通，增强体质的作用。通过功能锻炼可以促进患者血液循环，改善营养状态，振奋精神，保持体质，促进早日康复。

第四节　腕管综合征

一、概述

腕管综合征是指正中神经在腕管中受到卡压而产生的一系列临床症状，主要表现为手部麻痛、桡侧3个半手指感觉异常和大鱼际肌萎缩，起病缓慢，有典型的夜间痛醒史。研究表明，腕管综合征发病率逐年上升，在预期寿命为70岁的人群中约有3.5%的男性和11%的女性会发生腕管综合征。

中医无腕管综合征这一病名，根据本病的特点，可归属中医学的痹证范畴。痹证最早出现于《黄帝内经》，"风寒湿三气杂至，合而为痹也"，强调了风、寒、湿外邪是致病的关键。《中藏经·论痹》曰："痹者，风寒暑湿之气，中于人脏腑之为也……痹者，闭也。五脏六腑感于邪气，乱于真气，闭而不仁，故曰痹。"进一步阐述痹证乃感受风寒湿邪，经络闭塞，气机不畅而发。《诸病源候论》认为痹证发病的关键是"体虚"。

目前，轻中度的腕管综合征以非手术治疗为主，各种保守治疗包括中医治疗、口服营养神经类药物、局部封闭治疗、物理治疗等，重度者主要考虑手术治疗。如治疗失当，可致神经受损，肌肉萎缩，手部残废，严重影响生活和工作。

二、病因病机

腕管位于桡腕关节内侧，由屈肌支持带和腕骨共同构成。腕管的前壁为屈肌支持带，后壁为一层覆盖桡腕关节及腕中关节光滑韧带的筋膜组织，此筋膜向上至前臂桡、尺骨前缘，与覆盖旋前方肌的筋膜延续。腕管的桡侧壁为舟骨结节及大多角骨结节，尺侧壁为豌豆骨、钩骨钩。腕管内容物主要是正中神经、4条指浅屈肌腱、4条指深屈肌腱及拇长屈肌腱，共10个内容物。

腕管是由腕骨沟与连接腕骨的腕横韧带共同构成的骨纤维管道。该管道容量相对固定，正常情况下被正中神经、拇长屈肌腱和4个手指的指深屈肌腱及指浅屈肌腱填满。任何造成腕管容量减少和内容物体积增大的因素，均可导致腕管相对狭窄，使正中神经受压，从而产生神经刺激症状。卡压的原因有腕部外伤，包括骨折、脱位、扭挫伤等，腕部慢性劳损，引起腕横韧带增厚；腕管内各肌腱周围组织水肿、肥厚等引起腕管内容物增大；管内有脂肪瘤等引起腕管内容物增多。

腕管综合征是临床常见的神经卡压疾病，辨证首分虚实，实者不通则痛，虚者不荣则痛。腕部过劳，瘀血阻滞，或感受寒湿，外邪客于经脉，则使经气流转凝涩，气血运行不畅，发为疼痛。病程漫长，多因气血暗耗，或年老体弱，脾胃虚弱，气血化源不足所致。气虚则清阳不达手指，亦不能载血以滋养，血虚则不能濡养脉络，发为疼痛。

三、诊断要点

1. 临床诊断

（1）示指和中指麻木、疼痛，尤以中指为明显，夜间症状加重，病期较久可出现大鱼际肌无力、萎缩。

（2）屈腕试验：腕关节极度掌屈，一分钟后，自觉正中神经单一分布区手指皮肤麻木加重者为阳性。可双侧同时对比做。也可在屈腕时，一拇指压迫腕部正中神经部位，一分钟后出现手指麻木、疼痛者为阳性。

（3）神经干叩击试验：用手指轻叩腕掌部，如出现沿正中神经分布区异常感者为阳性。

（4）肌电图检查：早期病例可用肌电图检查，以帮助确定诊断。

（5）神经诱发电位检查：通过测定正中神经传导的变化进行诊断，该法优于肌电图，它可借分段测定神经传导速度，而发现神经嵌压的部位，有利于确定诊断，明确手术的部位。

2. 分期标准

早期：正中神经支配区感觉麻木（＋），无大鱼际肌萎缩及拇指对掌功能障碍，电生理检测为感觉传导异常。

中期：正中神经支配区感觉麻木（＋），大鱼际肌萎缩（＋），但无拇指对掌功能障碍，电生理检测为运动传导障碍。

晚期：正中神经支配区感觉麻木（+），大鱼际肌萎缩及拇指对掌功能障碍（+），电生理检测鱼际肌出现纤颤波。

四、中医辨证论治

1. 瘀血闭阻型

证候：早中期多见，症见手指疼痛，疼痛性质呈刺痛、胀痛、烧灼样痛，夜间尤甚。舌暗或有瘀斑，脉沉细或涩。

治法：活血化瘀，通络止痛。

方药：化瘀通络汤加减（黄芪30g，白芍15g，柴胡10g，当归10g，川芎10g，威灵仙10g，防己10g，地龙10g，桑枝20g）。

2. 筋络失养型

证候：中晚期多见，症见手指麻木、疼痛，疼痛性质呈隐痛、冷痛或绵绵作痛，喜温喜按。舌质淡，苔薄白，脉细弱或缓而无力。

治法：养筋通络，补血理肝。

方药：自拟养筋汤加减（五加皮6g，鸡血藤15g，枸杞子15g，宽筋藤15g，骨碎补10g，柴胡10g，羌活6g，当归6g，桑寄生15g，葛根10g，木瓜10g）。

实证以瘀血闭阻多见，虚证则以气血亏虚为多。风胜者，加防风、荆芥、秦艽；寒胜者加附子、桂枝；湿胜者，加防己、薏苡仁。气虚所致者，加黄芪、党参；血虚所致者，加四物汤；阴虚所致者，加生地黄、沙参、麦冬；阳虚所致者，加附子、干姜、肉桂，巴戟天；精亏者，加熟地黄、山茱萸。腕管综合征病位在手腕部，宜加用桑枝、桂枝等引经药，桑枝祛风通络，利关节，性质平和，寒、热证皆可使用，尤其适合上肢风湿热痹；桂枝温通经脉、散寒止痛，横行手臂，善达手腕部。善用通经活络止痛之品，如地龙、蜈蚣、全蝎。

五、辅助药物治疗

（一）西药

1. 非甾体抗炎药

作用机制是抑制环氧化酶的活性，阻断花生四烯酸和缓激酶等致病物代谢，抑制具有致痛作用的炎症活性物质前列腺素合成。由于非甾体抗炎药有胃肠道损害（溃疡、出血、穿孔）、肝损害（转氨酶升高）和肾损害等毒副作用，不宜长期使用。常用药物有以下几种。

（1）布洛芬：0.2～0.4g/次，3～4次/天。

（2）双氯芬酸钠缓释片：25mg/次，3次/天。

（3）双氯芬酸钠双释放肠溶胶囊：75 mg/次，1～2次/天。

（4）尼美舒利分散片：0.1g/次，2次/天。

（5）塞来昔布胶囊：200mg/次，1次/天。

2. 地巴唑

口服：10～20mg/次，3次/天，30天为1个疗程。本品能够改善循环，促进炎症吸收。

3. B族维生素

维生素B_1片、维生素B_6片，各每次20mg，每天3次，30天为1个疗程。B族维生素有营养神经的作用。

（二）中成药

大活络丹

口服：每服1丸，每天2次。本品乃攻补兼施之剂，具有祛风除湿、通络止痛之功。

（三）外用药

1. 中药熏洗

中药熏洗以祛风通络，活血止痛为法，方用防风15g、荆芥15g、川椒15g、羌活15g、桂枝20g、川芎15g、延胡索30g、桑枝20g、宽筋藤30g、伸筋草30g、乳香15g、没药15g。上药加水2 000mL，煮沸15分钟后倒入盆内，把患腕放于盆上，用浴巾覆盖熏蒸，药液温度降低后，把患腕放进药液中泡洗，轻柔地按摩活动腕关节。每天早晚各1次，每次30分钟。"外治之理即内治之理，外治之药亦即内治之药。所异者，法耳。"腕管综合征病位在手腕部，中药熏洗方便可行。中药水煎外洗，优点有四：一是局部熏洗，直达病所；二是外治用药，降低毒副作用；三是温热刺激，作用加强；四是配合揉按手腕部，效果更佳。

2. 筋骨疗伤膏

适量，轻轻揉搓手腕部，每天3~4次。本品主要由莪术、黄芩、黄连、大黄、丁香、桂枝、紫草、三七、三叉苦、蛇床子、走马箭等药物组成，具有舒筋活络、温经散寒、活血化瘀、行气止痛之功。

3. 双氯芬酸二乙胺乳胶剂

适量，轻轻揉搓手腕部，每天3~4次。本品是前列腺素合成抑制剂，具有抗炎镇痛作用，可减轻炎性肿胀，缓解疼痛。

六、非药物治疗

1. 理筋手法

方法：患者坐位或仰卧位，患手掌侧向上，术者先沿手厥阴心包经按揉放松前臂及腕部肌肉；继而点按内关、阳溪、大陵、鱼际、合谷、劳宫、阿是穴等穴位，力度要求深透，以产生酸胀麻为宜；然后一手拇指按压大陵穴，其余四指握紧腕关节，另一手轻度拔伸腕关节的同时反复正反方向旋转、屈伸腕关节；最后向远心端依次迅速拔伸第1、2、3、4指，以发生弹响为佳。以上手法治疗10~15min/次，1次/天。手法能够改善局部血供，增加局部组织痛阈，消除局部炎性反应，减轻腕管内组织水肿，从而有效地降低腕管的内压，解除正中神经压迫，改善神经的营养，促进神经功能的恢复。

2. 电针疗法

取穴：内关、大陵、阳溪、合谷、鱼际、劳宫、八邪。采用一次性毫针，常规消毒后进针，行提插捻转，得气后，各穴接6805-D型电针仪，选连续波，输出量以患者能耐受为度。每次治疗30分钟，每天治疗1次，10次为1个疗程。内关、大陵、劳宫分别是手厥阴心包经络穴、原穴、荥穴，合谷、阳溪分别是手阳明大肠经原穴、经穴，八邪是经外奇穴，主治手指麻痛，诸穴合用，疏通局部经脉，活血通络定痛。电针具有镇痛，促进神经修复的作用。

3. 穴位注射

药物采用维生素B_{12}注射液，选内关、大陵、阳溪、合谷四穴，分为两组，每天注射两穴，每穴0.5mL。

4. 水针疗法

取曲安奈德混悬液40mg与利多卡因50mg混合均匀，行腕管内注射。具体方法是：在掌长肌腱和正中神经内侧腕横纹上进针，针头与皮肤成60°刺入，穿过腕横韧带时有落空感，回抽无血，将上述混合药物注入。操作时应避免损伤正中神经。10天后再注射1次，2次为1个疗程。曲安奈德属长效糖皮质激素，具有强而持久的抗炎、抗过敏作用，腕管内注射本品，能够加强血液循环，促进炎症水肿消退和组织修复，从而减轻正中神经卡压。

5. 外科手术治疗

对于严重或保守治疗无效的腕管综合征患者，可选用手术治疗。肌肉萎缩是手术治疗的绝对指征。手术目的是切断腕横韧带，增加腕部容积，消除正中神经压迫。腕管松解减压术是最常用的手术方法。

第五节　强直性脊柱炎

一、概述

强直性脊柱炎是一种以侵犯中轴关节为主的慢性全身性自身免疫性疾病，主要侵犯骶髂关节和脊柱关节，并可伴发关节外表现。本病病因复杂、病程较长、多发于青壮年、致残率高、有家族聚集性特点。早期常有下腰背痛和晨起僵硬，活动后减轻，并可伴有低热、乏力、食欲减退、消瘦等症状。发病初疼痛为间歇性，数月数年后发展为持续性，并可导致脊柱由下而上部分或全部强直，出现驼背畸形，严重影响患者的生活质量，给家庭、社会带来沉重经济负担。尤其是在活动期，如不积极干预治疗则会使患者遭受巨大的痛苦，并且加速病情进展恶化。中医虽无强直性脊柱炎的病名，但对强直性脊柱炎的认识历史久远，对本病的描述最早见于《黄帝内经》。根据强直性脊柱炎的病机特点及病情演变过程中所涉及的疾病本质和终极畸形的体貌特征，强直性脊柱炎可归属于中医学的"龟背风""竹节风""腰痹""腰痛""骨痹""肾痹""尪痹""妊痹"等范畴。

《黄帝内经》对痹病的概念、病机、病位、症状及鉴别、预后等均有较详尽的记载，是后世医家论痹、治痹之渊源。其中"肾痹""骨痹"的论述，与现代医学之强直性脊柱炎相似颇多。《素问·痹论》云："五脏皆有合，病久而不去者，内舍于其合也。故骨痹不已，复感于邪，内会于肾……肾痹者，善胀，尻以代踵，脊以代头。"描述痹证日久不愈，反复发作，深入筋骨所出现的弓背弯曲畸形，与强直性脊柱炎晚期的特征性临床表现极为相似。

《素问·生气通天论》云："开阖不得，寒气从之，乃生大偻。""偻"是指脊背弯曲之意。脊柱为督脉循行之处，故也有人认为该病属督脉之病，如《灵枢·经脉》云："督脉之别……实则脊强。"《素问·骨空论》云："督脉为病，脊强反折。"以上是《黄帝内经》中部分有关腰背、骶髂关节部位疾病的描述。

二、病因病机

中医认为强直性脊柱炎作为一种骨关节疾病，在其发病过程中，"风寒湿三气杂至，合而为痹"，为痹证总的外因。先天精血不足、督脉空虚是发病的关键，风寒湿热痰瘀之邪等因素起着诱发作用，或与外伤后瘀血内阻督脉有关。由于素体虚弱致外邪乘虚而入，内外合邪，阳气不化，寒邪内蕴，着于筋骨，闭阻经络，气血不畅，正虚邪侵，邪恋损正，日久不愈，痰瘀内生，终致筋挛骨损，脊背强直失用，发为本病。故本虚标实、风寒湿热错杂为本病总的病机，而疾病正邪搏结过程中，可因七情、居处、医护失调等因素致内生的风、寒、热、湿、痰、瘀等新的病理产物产生。

三、诊断要点

1. 临床标准

（1）腰痛、晨僵持续3个月以上，活动改善，休息无缓解。

（2）腰椎额状面和矢状面活动受限。

（3）胸廓活动度低于相应年龄、性别的正常人。

2. 骶髂关节X线改变分期

0级：正常骶髂关节。

Ⅰ级：可疑或极轻微的骶髂关节炎。

Ⅱ级：轻度骶髂关节炎（关节边缘模糊，近关节区域硬化，关节间隙轻度变窄）。

Ⅲ级：中度骶髂关节炎（关节边缘明显模糊，近关节区域硬化，关节间隙明显变窄，骨质破坏明显）。

Ⅳ级：骶髂关节融合或完全强直，伴或不伴硬化。

诊断标准：具备双侧骶髂关节炎≥2级或单侧骶髂关节炎3～4级，加上临床标准3条中至少1条可确诊强直性脊柱炎。

四、中医辨证论治

本病总属本虚标实之证，临床当以滋补肝肾、补肾强督、扶正祛邪为基本大法。在强直性脊柱炎的分期辨证和辨证分型方面，临床常见寒湿闭阻、湿热闭阻、肾气亏虚、瘀血阻络等证候。在论治中因邪之不同而分别佐以祛风、散寒、祛湿、清热化痰、祛瘀通络等法。新修订的《中药新药临床研究指导原则》将其划分为5个证型，分别是寒湿闭阻、湿热闭阻、瘀血闭阻、肾阳亏虚、肝肾不足。而当代大多数医家认为强直性脊柱炎病因病机以素体禀赋不足，肾督亏虚、风寒湿邪乘虚入侵，内外合邪为主。通过病证结合、整体观念、动静统一、四诊合参的辨证原则，采取中西医结合治疗方式，在改善强直性脊柱炎患者症状、延缓病程进展、提高患者生存质量方面取得了显著的效果。

岭南地处亚热带地区，气候潮湿炎热，三因制宜，当地人体质普遍以脾胃偏虚易兼夹湿热为主，"本虚标实，筋失所养，外邪闭阻筋络"是岭南地区强直性脊柱炎的主要发病机制，并将本病的治疗分为寒湿闭阻、湿热闭阻、瘀血闭阻、脾胃亏虚、肾阳亏虚、肝肾不足6型论治，其中以湿热闭阻、脾胃亏虚、肝肾不足3型多见。

1. 寒湿闭阻型

证候：多为强直性脊柱炎的早期阶段。初起时多见腰骶部疼痛，游走性关节疼痛（以下肢关节常见），晨起时腰背僵痛，活动不利，活动后疼痛减轻，遇寒加重，遇热减轻，四肢冷痛，肢体困重。舌淡，苔滑或白，脉弦滑。

治法：祛风散寒，除湿通络。

方药：加味蠲痹汤加减（羌活10g，防风10g，当归10g，黄芪30g，姜黄6g，陈皮6g，白芍15g，党参10g，白术10g，茯苓15g，甘草6g）。

2. 湿热闭阻型

证候：多见于活动期。症见腰骶部疼痛，肢体困重，发热，四肢关节红肿疼痛，目赤肿痛，夜间腰背疼痛加重，翻身困难，无明显畏寒，但恶热，或伴有低热，夜间肢体喜放被外，口渴或口干不欲饮，大便干，溲黄。舌红，苔黄或黄厚腻，脉滑数。

治法：清热利湿通络。

方药：自拟三四汤加减（苍术10g，黄柏10g，牛膝10g，薏苡仁20g，熟地黄15g，白芍15g，忍冬藤15g，络石藤15g，石楠藤15g，海风藤15g，当归6g，川芎6g）。

3. 瘀血闭阻型

证候：腰背疼痛或刺痛，固定不移，转侧不能，夜间尤甚，肌肤干燥少泽。舌暗或有瘀斑，脉沉细或涩。

治法：祛瘀通络。

方药：化瘀通络汤加减（黄芪30g，白芍15g，柴胡10g，牛膝10g，当归10g，川芎10g，威灵仙10g，防己10g，地龙10g）。

4. 脾胃亏虚型

证候：腰骶部疼痛，喜按，纳差，脘腹胀满。舌淡有齿痕，苔白，脉沉细。

治法：健脾养血。

方药：自拟养人汤加减［黄芪 30g，党参15g，熟地黄15g，丹参15g，扁豆10g，莪术10g，淫羊藿10g，石菖蒲10g，肉苁蓉10g，当归6g，砂仁（后下）6g］。

5. 肾阳亏虚型

证候：腰骶疼痛，腰脊晨僵，关节冷痛，畏寒喜暖、手足凉，足跟痛。精神萎靡，面色无华，腰膝酸软，阳痿早泄。舌淡，苔白，脉沉细。

治法：补肾助阳，通痹止痛。

方药：补肾通痹汤加减（肉桂10g，肉苁蓉10g，干姜10g，桑寄生10g，淫羊藿10g，覆盆子10g，鸡血藤10g，羌活10g，葛根10g，宽筋藤10g，当归10g，甘草10g）。

6. 肝肾不足型

证候：腰骶疼痛，脊背疼痛，腰脊活动受限，晨僵，局部酸痛，眩晕耳鸣，腰膝酸软，足跟痛。肌肉瘦削，盗汗，手足心热。舌红，苔少或有剥苔，脉沉细或细数。

治法：补肝养肾，通络止痛。

方药：自拟养筋汤加减（五加皮10g，枸杞子15g，鸡血藤10g，宽筋藤10g，骨碎补10g，柴胡10g，羌活10g，当归10g，桑寄生10g，葛根10g，木瓜10g，大枣15g）。

基于上述辨证分型，方坚教授结合多年的临床经验和岭南气候湿热的特点，常常根据病情需要应用藤类药物。藤类药物大多具有通经活络、舒筋止痛之功，故可广泛应用在强直性脊柱炎的治疗中。但藤类药物种类繁多，在运用中要明其药性，辨证论治融会贯通方显其效。对此，历代医家在藤类药物功效主治运用方面的特性也有着详细的记载，如《本草纲目》云："藤类药物以其轻灵，易通利关节而达四肢。"《本草汇言》云："凡藤蔓之属，藤枝攀绕，性能多变，皆可通经入络。"前人谓："风邪深入骨箭，如油人面，非用蔓藤之品搜剔不克为功。"言明藤类药物有祛风之功，又以藤类药物"舒展、蔓延"之特性，善走经络，通其所滞。此外，藤类药物中辛温之品，可温通经络、散寒止痛，除祛风散寒通络之功效外，藤类药物还具有养血活血之功，这正应古代医家经验所言"治风先治血，血行风自灭"，故藤类药物疗效确切。综合而言，祛风通络、温散养血为藤类药物最主要功用。在临床中经常运用的藤类中药主要有鸡血藤、络石藤、海风藤、石楠藤、忍冬藤、宽筋藤等。根据方坚教授临床经验，藤类药物的特性在治疗强直性脊柱炎中起着重要的指导作用，在治疗中需要根据临床需要和不同藤类药物的特性进行辨证施药。

五、辅助药物治疗

（一）西药

1. 非甾体抗炎药

自20世纪50年代后，非甾体抗炎药一直是治疗强直性脊柱炎的基本药物。非甾体抗炎药的止痛作用主要是因为它们可抑制环氧化酶，进而抑制具有止痛作用的前列腺素合成，还可抑制中性粒细胞功能，使氧自由基的生成减少，白细胞向内皮细胞的黏附减少、趋化作用下降。环氧化酶有两种主要的异构体：环氧化酶-1和环氧化酶-2，两者均可利用花生四烯酸产生的前列腺素H_2，进而生成具有生物活性的前列腺素类产物（前列环素、血栓素A_2，以及前列腺素D_2、前列腺素E_2和前列腺素F_2等）。抑制环氧化酶-1在组织的表达，会影响其介导的生理功能，如保护胃肠黏膜内层、限制胃酸分泌、血小板聚集等，造成肠胃道反应，甚至溃疡、上消化道出血和穿孔；抑制环氧化酶-2的表达，减少病理状态下前列腺素的合成，起到抗炎、止痛和抗高热效应，但也会增加心血管风险。

因此，建议对于大多数青年的强直性脊柱炎患者，由于没有伴随疾病，可以使用非选择性非甾体抗炎药，如尼美舒利分散片；而对于65岁以上的老年人，尤其是有上消化道出血或其他胃肠道风险的患者，建议使用选择性环氧化酶-2抑制剂，如塞来昔布胶囊，但对于有心血管和肾脏疾病史的患者，应谨慎地使用这类药物。

2. 传统改善病情的抗风湿药物

目前仍无一种根治强直性脊柱炎的特效药，这决定了强直性脊柱炎的治疗必然是一个长期的过程，而病情改善药物的使用，能够阻止疾病的进展，缓解疼痛、改善晨僵、改善功能和脊柱的活动度，达到控制疾病，改善患者预后的目的。常用的药物包括柳氮磺吡啶、甲氨蝶呤、沙利度胺和来氟米特等。

3. 生物制剂

生物抑制剂是一种新的控制疾病的药物，具有良好的抗炎和阻止疾病进展的效果。通常针对促炎细胞因子开发抑制剂，如临床的肿瘤坏死因子-α的抑制剂，目前用于强直性脊柱炎的生物制剂包括四种：依那西普、英夫利西单抗、阿达木单抗和戈利木单抗。

总而言之，在西药的辅助治疗方面，推荐非甾体抗炎药与传统病情改善药物联合使用，循序渐进调整药物剂量的治疗方案，具体如下：①尼美舒利分散片100mg，每天早晚饭后各服1粒。②柳氮磺胺吡啶肠溶片0.25g，第1周每次0.25g，每天3次；第2周每次0.5g，每天2次；第3周每次0.5g，每天3次；第4周至第12周每次1.0g。③甲氨蝶呤片2.5mg，每周1次，第1周2片，第2周3片，第3周及以后4片。④叶酸片5mg，餐后与甲氨蝶呤片同时服用，第1周1片，第2周及以后2片。鉴于上述西药对血液系统和肝脏、肾脏的毒性作用，在应用前要检测全血计数和肝肾功能，应用后要每周检测，直到治疗稳定，以后每1~2个月检测一次；若在治疗过程中出现肝肾功能和全血计数异常，均应停止西药的治疗。

但对于强直性脊柱炎起病病情较重或常规用药效果不佳的部分患者适当给予抗肿瘤坏死因子等生物制剂，尤其对于发病年龄小，起病即涉及髋关节，疼痛较严重，病程进展迅速的这类患者，建议尽早使用生物制剂介入治疗，对于改善患者症状，减缓病程进展，收效满意。

（二）中成药

1. 雷公藤总苷

具有抗炎和免疫抑制作用，能拮抗和抑制炎症介质的释放及实验性炎症及关节炎的反应程度。抑制T细胞功能，可调节CD4+/CD8+的平衡，抑制细胞因子的产生，抑制延迟型变态反应，抑制白介素-1的分泌，抑制分裂原及抗原刺激的T细胞分裂与繁殖。雷公藤甲素被认为是主要活性成分。毒副作用主要是胃肠道反应、骨髓抑制、细胞毒性、肝肾功能和生殖功能损害等。用法用量：每次10～20mg，每天3次。

2. 青藤碱

青藤碱具有抗炎镇痛，抑制肉芽肿形成和免疫抑制作用，对非特异性免疫和体液免疫、细胞免疫均有抑制作用。以正清风痛宁为代表的青藤碱制剂应用于强直性脊柱炎的治疗。本药与甲氨蝶呤、柳氮磺吡啶等联合使用可以减少剂量，降低毒副作用。不良反应有皮疹、白细胞减少等。用法用量：每次60～80mg，每天3次。

3. 白芍总苷

其中芍药苷占总苷量的90%以上，是白芍的主要有效成分。有双向调节免疫反应、抗炎、止痛、保肝等作用，近年来已广泛应用于多种风湿免疫性疾病的治疗。不良反应主要为腹泻。用法用量：每次0.3～0.6g，每天3次。

六、非药物治疗

对于疾病后期患者脊柱、髋、膝关节出现强直、严重功能受限后亦可采取手术治疗，可行关节松解术、截骨、融合术或人工关节置换术。

在强直性脊柱炎的治疗中，非药物治疗同样具有不可替代的重要作用。

1. 对患者及其家属进行疾病知识教育

睡硬板床，多取仰卧位，避免促进屈曲畸形体位。枕头要矮，一旦出现上胸椎或颈椎受累应停用枕头。坐位也应保持胸部直立。站立时应尽量保持挺胸、收腹和双眼平视前方的姿势。减少或避免引起持续性疼痛的体力活动。定期测量身高，保持身高记录是防止不易发现的早期脊柱弯曲的一个好措施。另外，对关节或其他软组织疼痛必要时可采用物理治疗。

2. 饮食

治疗期间，患者应进食富含蛋白质、热量和维生素的食物，以增强机体抵抗力，减少体力消耗，加强抵御药物不良反应的能力。

3. 预防畸形

注意保持功能体位，防止驼背等畸形。平时可以多做深呼吸功能锻炼，改善胸廓扩张度。如病变呈中度或重度畸形，关节突关节及各带缘尚未骨化，取仰卧位或俯卧位治疗无效时，可考虑行下肢牵引治疗。

4. 运动治疗

国内外均有大量的报道证明运动疗法对恢复有效，那么根据病情的不同选择适宜的运动方式是促进早期康复的关键。劝导患者要谨慎而不间断地进行体育锻炼，以取得和维持脊柱关节的最好位置，增强椎旁肌肉力量和增加肺活量，其重要性不亚于药物治疗。科学的体育锻炼具有松解关节粘连，滑利关节，有助于气血流通，增强体质的作用。通过功能锻炼可以促进患者血液循环，改善营养状态，振奋精神，保持体质，促进早日康复。运动治疗的目的是保持脊柱的生理曲度，保持胸廓活动度和防止肢体的失用性萎缩。进行科学的运动治疗能从病因上防止或延缓患者病情的进展。

第六节　慢性腰肌劳损

一、概述

　　慢性腰肌劳损是指腰部肌肉、筋膜、韧带等软组织积累性、机械性、慢性损伤，或急性腰扭伤后未获得及时有效的治疗而转为慢性者，包括腰背肌筋膜炎、肌纤维组织炎、肌筋膜疼痛综合征等，可涉及腰背筋膜、斜方肌、背阔肌、骶棘肌、横突棘肌（半棘肌、多裂肌和回旋肌）和深层短肌（横突间肌、棘突间肌）等组织。主要表现为腰部隐痛反复发作，劳累后加重，休息后缓解；常感腰部酸、胀、困、沉重和不适；弯腰困难，持久弯腰疼痛加剧，适当活动或经常改变体位后腰痛可减轻。

　　中医古籍对腰肌劳损的记载不确切，现代中医学多将其归属于"腰痛""痹证"范畴。《黄帝内经》最早提出"腰痛"病名，被后世所宗。汉代张仲景《金匮要略》提出"肾着"病名，成为"肾着腰痛"之名来源。隋代巢元方《诸病源候论》以"腰背病诸候"为专卷论述腰痛。《备急千金要方》《太平圣惠方》《圣济总录》《针灸资生经》等均专门列有腰痛进行论治。唐宋以后历代医家更是把腰痛单独成篇进行论述。明清医家对本病论述更为丰富，清代董西园《医级》最早提出"腰痹"之名。

二、病因病机

　　中医学认为该病的病因病机是风、寒、湿邪闭阻筋肉、脉络，导致筋肉、脉络损伤，气机不畅，瘀血为患。肾虚是本病的发病关键，感受风寒湿热等邪及跌扑闪挫等，是发病诱因。先天禀赋不足，或劳累过度，或久病体虚，或年老体衰，或劳欲过度，致肾督亏虚，肝肾不足，无以濡养腰部肌肉、筋脉、关节，不荣则痛，而致本病。外感风寒湿热等邪均可引起本病，如久居冷湿之地，或涉水冒雨，或劳作当风等，均可致风、寒、湿等邪入侵，留着腰部，致腰部经脉阻滞，而致痹；或长夏之际，湿热交蒸，或寒湿蕴积日久化生湿热，阻遏经脉，伤及腰府，亦发本病。跌扑闪挫及过用亦是重要致病因素，跌扑闪挫或劳累过度导致瘀血内停、经络闭阻，气血运行不畅而致病。

现代医学研究者普遍认为，腰肌劳损的病因主要有：①慢性劳损。临床见于经过良好训练的肌肉反复使用，导致的过用性损伤。②急性腰扭伤治疗不当。主要指未经训练的肌肉做不习惯的动作导致的急性损伤。腰肌劳损具体的发病机制还存在一些争议，目前"整合假说理论"被更多人接受，该假说整合了肌筋膜因素、中枢神经因素、生物力学因素等，并融合了乙酰胆碱释放异常、突触异常去极化、乙酰胆碱酶功能异常、能量危机理论、乙酰胆碱受体异常、肌梭功能异常、运动终板假说等早前理论机制。该学说认为，劳损肌运动终板神经末梢处的乙酰胆碱浓度，在休息状况下存在着病理性增高，结果引起肌的后连接持续的去极化，从而产生持续性肌节缩短和肌纤维收缩，因此出现了运动终板处的收缩结节。这种慢性持续肌节缩短将大大地增加局部能量的消耗和局部血液循环的减少；局部缺血和低氧可刺激神经血管反应物质的释放，这些物质使传入神经致敏而引起疼痛。这些物质又可以刺激异常的乙酰胆碱释放，形成了一个正反馈环的恶性刺激环路。

三、诊断要点

本病尚缺乏明确的诊断标准，主要根据患者的病史、临床表现及辅助检查做出诊断。

1. 临床表现

根据《中医病证诊断疗效标准》：①有长期腰痛史，反复发作。②一侧或两侧腰骶部酸痛不适，时轻时重，缠绵不愈。劳累后加重，休息后

2. 辅助检查

①影像学无明显阳性征象；②实验室检查：类风湿因子、抗核抗体和HL-B27等未见明显异常。

四、中医辨证论治

本病以正虚为本，以风寒湿热之邪或跌扑闪挫及过用为标，临床当以补肾益精、祛邪通络为基本大法。正虚者，当补肾壮阳，温中益气，养血柔筋；邪实者，当散寒祛湿，清利湿热，行气活血，疏肝理气。

1. 肾阳不足型

证候：面色㿠白，怕冷，手足不温，少气乏力，腰部酸软疼痛，绵绵不已，喜揉喜按，遇劳更甚，卧则减轻，反复发作，夜尿频多。舌苔薄白，舌质淡润，脉沉细。

治法：补肾壮阳，温经止痛。

方药：自拟养肾方加减（熟地黄15g，丹参15g，锁阳10g，金樱子10g，覆盆子10g，肉苁蓉10g，益智仁10g，乌药6g）。

2. 脾胃气虚型

证候：腰部疼痛，喜按，纳差，脘腹胀满。舌淡有齿痕，苔白，脉沉细。

治法：温中益气。

方药：自拟养人汤加减［黄芪30g，熟地黄15g，丹参15g，党参15g，大枣15g，白扁豆10g，莪术10g，淫羊藿10g，石菖蒲10g，肉苁蓉10g，当归6g，砂仁（后下）6g］。

3. 血不荣筋型

证候：腰部疼痛隐隐，遇劳加重，心悸失眠，神疲乏力。舌质淡，舌苔白，脉细弱。

治法：养血柔筋。

方药：自拟养血汤加减（熟地黄15g，鸡血藤15g，鹿衔草10g，木瓜10g，牛膝10g，淫羊藿10g，当归6g，桂枝6g）或自拟养筋汤（鸡血藤15g，枸杞子15g，宽筋藤15g，桑寄生15g，骨碎补10g，柴胡10g，葛根10g，木瓜10g，五加皮6g，羌活6g，当归6g）。

4. 寒湿闭阻型

证候：腰部疼痛发紧，活动不利，遇寒加重，遇热减轻，四肢冷痛，肢体困重。舌淡，苔滑或白，脉弦紧。

治法：祛风散寒、除湿通络。

方药：羌活胜湿汤加减（独活10g，防风10g，蔓荆子10g，藁本6g，甘草6g，川芎6g，羌活6g）或人参败毒散或加味蠲痹汤（黄芪30g，白芍15g，羌活6g，防风10g，当归10g，甘草6g，党参15g，白术10g，茯苓15g，陈皮6g，姜黄6g）。

5. 湿热闭阻型

证候：腰部疼痛，重着而灼热，暑湿阴雨天加重，身体困重，小便短赤。舌苔黄腻，脉濡数。

治法：清热利湿通络。

方药：自拟三四汤加减（薏苡仁20g，熟地黄15g，白芍15g，忍冬藤15g，络石藤15g，石楠藤15g，海风藤15g，苍术10g，黄柏10g，牛膝10g，当归6g，川芎6g）。

6. 瘀血阻络型

证候：腰背疼痛或刺痛，固定不移，转侧不能，夜间尤甚，肌肤干燥少泽。舌暗或有瘀斑，脉沉细或涩。

治法：祛瘀通络。

方药：补肾活血汤加减（熟地黄15g，枸杞子15g，山茱萸15g，肉苁蓉10g，杜仲10g，独活10g，菟丝子10g，补骨脂10g，大枣10g，没药6g，当归6g，红花6g）。

7. 肝郁气滞型

证候：腰部胀痛不适，疼痛每因情志变化而增减，胸闷腹胀，善太息。舌苔薄白，脉弦。

治法：疏肝理气。

方药：柴胡疏肝散加减（白芍15g，柴胡10g，枳壳10g，川芎6g，陈皮6g，甘草6g，香附6g）。

五、辅助药物治疗

（一）西药

1. 神经营养药

劳损肌运动终板神经末梢处乙酰胆碱浓度病理性增高，引起突触后膜持续去极化，导致肌纤维持续收缩，这种慢性持续肌肉收缩，大大地增加了局部能量的消耗和局部血液循环的减少。谷维素、地巴唑、复合维生素B、双氯酚酸钠肠溶片具有改善腰肌营养状态的作用，从而减轻疼痛。

2. 非甾体抗炎药

尼美舒利是一种较高选择性抑制环氧化酶-2的非甾体类药物，抗炎作用强而不良反应小，口服后吸收迅速、完全，能有效缓解腰肌劳损引起的疼痛，改善患者的腰部功能。

（二）外用药

对于肾阳不足型、脾胃气虚型腰肌劳损，可用自拟加味丁桂散配合特制腰带，绑扎于腰部缓解疼痛；对于寒湿痹证型，可用加味丁桂散配合蜡疗；对于湿热痹证型，可用自制冰樟四黄膏外贴腰部。

六、非药物治疗

腰部肌肉的急性损伤和过用是造成慢性腰肌劳损的重要因素，适当的腰肌锻炼可以增强腰肌的力量，预防腰肌劳损的发生和缩短劳损肌肉的恢复时间。对患者和家属进行腰肌锻炼的知识教育，主要包括以下几个动作。①拱桥式：患者仰卧，双膝关节弯曲，双足及头部着床，然后将肚子挺到最高，形如"拱桥"。保持拱桥姿势数秒钟，待腰肌稍累，放下去，反复做。拱桥式能增强腰背肌和腹部肌肉的力量，维持脊柱的稳定，预防腰部损伤的发生，促进恢复。②飞燕式：患者需俯卧，腹部贴在床上，双手伸直并抬头上举，同时双足也向上举，整个身体犹如燕子飞一样，即"飞燕式"，反复做。飞燕式能增强腰背肌尤其是竖脊肌的力量，预防腰部损伤的发生，缩短恢复时间。③倒后走：双手叉腰，拇指在前，四指在后，腰身挺直或略后仰，以适当的速度倒后走。这样脊椎和腰背肌将承受比平时更大的重力和运动力，使向前行走得不到充分活动的脊椎和背肌受到锻炼，有利于气血调畅。对腰部肌肉进行适当的功能锻炼，是从病因上对腰肌劳损进行预防和治疗。

第七节　腰椎间盘突出症

一、概述

腰椎间盘突出症是临床上的常见疾病。因各种原因导致腰椎间盘纤维环破裂、髓核突出，导致脊神经根、硬脊膜受压，从而出现下肢放射痛、腰痛等临床症状。椎间盘突出可发生于脊柱任何节段，其中以L_3/L_4，L_4/L_5，L_5/S_1节段最为多见。其好发人群以中青年最为常见。老年腰椎间盘突出症患者亦不少见且多数病史较长，其病理改变往往合并有黄韧带增生肥厚、小关节突增生内聚等病理改变。青少年腰椎间盘突出症患者较为少见，多有腰部外伤史，骨骺发育不全、骺板离断等病理改变。

临床上根据髓核与纤维环的相对位置可以分为包含型、不包含型。其中包含型椎间盘突出指髓核仅仅突破内侧椎间盘纤维环。不包含型椎间盘突出指髓核突破内外层纤维环。如突出的髓核与盘内的髓核连续则为脱出型，不连续则为游离型。根据突出的位置与行走根的相对位置，椎间盘突出可以分为肩上型、腋下型、肩前型，其中以肩上型突出最为常见。根据横断面上突出与椎管的相对位置可以分为中央型、旁外侧突出型、外侧突出型、极外侧突出型。中央型突出可导致马尾神经受压，鞍区感觉减弱，大小便功能异常。而极外侧突出则压迫出口根，常常引起下肢剧烈疼痛，腰痛则较为轻微，甚至无腰痛。

在矢状面上根据脱出髓核于椎管内的位置分为4区。1区：上位椎弓根下缘至向下3mm；2区：1区的下缘至上位椎体下缘；3区：下位椎体的上缘至下位椎弓根的中点；4区：下位椎弓根中点至下位椎弓根下缘。

各类分型、分区的目的无非在于指导具体的治疗方案选择、指导手术入路选择及具体操作。比如极外侧型椎间盘突出往往引起剧烈疼痛，保守治疗效果差，如确诊则应该尽早手术治疗，以免患者受不必要的痛苦。矢状面的分区对是否适合侧路椎间孔镜下行髓核摘除术具有指导意义。如髓核游离位于1区、4区则难以通过侧路椎间孔镜取到脱出的髓核。

二、病因病机

腰椎间盘突出症属于中医学"腰腿痛""痹证"等范畴。其病因可分内因、外因。内因为肝脾肾亏虚，气血不足；外因为外伤、风寒湿热之外邪侵犯腰背部经络。其发病机制可分为三方面：其一，暴力外伤，损伤腰背部经络血脉，瘀血阻滞，不通则痛；其二，或饮食不节或起居不慎，或风寒湿热之邪气侵犯腰背部经络，闭阻不通，气血不行，不通则痛；其三，或先天不足，或过度劳累损伤正气，脾肾亏虚，无以濡养筋脉，不荣则痛。其病机关键在于虚实之间，虚实夹杂为其总的病机。可因实致虚，亦可体虚而外感邪气发病。临床上治疗虚实虽有侧重，但应当祛邪不忘扶正，扶正不忘祛邪。

三、诊断要点

腰椎间盘突出症诊断标准如下：①腿痛大于腰痛，只影响单侧下肢，疼痛沿着坐骨神经或股神经分布呈放射痛；②局限于单个皮节支配区域的感觉异常；③患者直腿抬高的角度较健侧抬高角度减少＞50%，或者健侧直腿抬高诱发患侧疼痛，或者压迫腘窝处胫神经诱发向近端或者向远端的放射痛；④下肢以下4个体征有2个存在，肌肉萎缩、肌力下降、感觉减退、腱反射减弱；⑤椎间盘造影试验阳性，并与引起临床症状的节段相符合。

该诊断标准具有很高的特异性，但临床上不能生搬硬套，应该注意几个问题：①该标准仅适合于低位腰椎间盘突出（L_4/L_5，L_5/S_1），不能用于高位腰椎间盘突出，如L_3/L_4椎间盘突出引起股神经牵拉试验阳性，而直腿抬高试验为阴性。更高位椎间盘突出常常导致多条马尾神经受压，节段定位不明确，常常无法用单个神经根受压的症状来解释。②不适合用于极外侧椎间盘突出。极外侧椎间盘突出常常可以引起剧烈的下肢放射痛，甚至无论什么体位都疼痛难忍，而不一定在下肢抬高的情况下。③腿痛大于腰痛，而且疼痛必须超过膝关节。下肢放射痛需要与下肢牵涉痛相鉴别。椎间盘源性腰痛如椎间盘膨出、纤维环破裂常常可以刺激脊神经脊膜支，导致腰痛，并常伴下肢牵涉痛。下肢牵涉痛多表现为臀部、大腿放射痛，但较少超过膝关节。腰臀部筋膜炎亦可引起腰、臀、大腿周围疼痛。强调疼痛必须过膝可以与这些疾病相鉴别。④影像学检查CT或者MRI，或者脊髓造影等所见神经压迫与症状相符合即可，不一定要行椎间盘造影才能确诊。⑤对于巨大椎间盘突出的也可以出现双下肢放射痛或者双侧直腿抬高试验均为阳性。⑥老年腰椎间盘突出患者常常病史较长，症状不典型且合并椎管狭窄表现，临床上应当仔细辨别。

四、中医辨证论治

腰椎间盘突出发病过程可以分为三个阶段：急性期、缓解期、恢复期。急性期：患者疼痛明显，常呈被动体位，活动明显受限，此时当"急则治其标"，强调睡硬板床并绝对卧床。给予西药消炎、脱水，该期中医辨证多为风寒湿阻、湿热郁结及气滞血瘀为主，常处以清热利湿、活血通络之剂。缓解期：疼痛明显缓解，但还存在下肢放射痛或下肢感觉障碍。此期可逐步减少西药治疗，并嘱患者适当进行腰部功能锻炼。该期特点为虚实夹杂，正有所伤，邪未尽去。治疗既要补益肝肾、养血舒筋通络，又应当祛风散邪通络。恢复期：症状基本消失，应加强相关功能锻炼，巩固疗效，促进肢体功能康复。后期当以补益后天之本，健脾益气为主，以巩固疗效。

1. 气滞血瘀型

证候：常见于急性期。患者可因外伤而急性发病，常表现为腰痛、下肢放射痛且疼痛难忍，腰椎被动体位，腰椎棘突间、棘突旁明显压痛、叩痛。舌暗红，苔薄白，脉弦涩。

治法：活血化瘀，舒筋健脾。

方药：加味桃红四物汤加减［桃仁10g，红花6g，赤芍15g，地黄15g，当归6g，川芎6g，天花粉10g，葛根10g，茯苓15g，三七粉3g（冲服）］。

2. 湿热郁结型

证候：腰背酸痛困乏，身热不扬，腰痛并下肢放射痛，口渴不欲饮，烦躁易怒。舌苔黄腻，脉滑数。

治法：清热祛湿，养血舒筋。

方药：自拟三四汤加减（熟地黄15g，当归6g，白芍15g，川芎6g，黄柏10g，苍术10g，牛膝15g，薏苡仁20g，海风藤15g，络石藤15g，石楠藤15g，忍冬藤15g）。

3. 寒湿内阻型

证候：腰部拘急，活动受限，遇寒则腰痛下肢放射痛加重，得温则减，精神困倦，食少纳差，大便溏。舌淡，苔白，脉弦细。

治法：散寒祛湿，通络止痛。

方药：加味蠲痹汤加减（白芍15g，羌活10g，姜黄6g，当归6g，防风10g，黄芪30g，党参15g，茯苓15g，白术10g，甘草6g，陈皮6g）。

4. 肾虚湿阻型

证候：素体肝肾亏虚，水湿内停而急性发病。病史常见较长时间的腰膝酸软劳累病史，而急性出现腰部剧痛伴有下肢放射痛，可伴或不伴足背水肿，下肢麻木、无力。舌淡胖，苔白，脉濡细。

治法：温肾利水，养血通络止痛。

方药：自拟养血汤合五苓散加减（当归6g，桂枝6g，熟地黄15g，鸡血藤15g，鹿衔草10g，木瓜10g，牛膝10g，淫羊藿10g，猪苓10g，茯苓15g，白术10g，泽泻10g）。

5. 脾肾亏虚型

证候：常见于腰椎间盘突出症后期。腰痛无力，下肢疼痛较前减轻，但仍然残留有麻木，食少便溏。舌淡，苔薄白，脉细。

治法：补肾健脾，养血通络。

方药：自拟养血汤合两千透加五指毛桃（当归6g，桂枝6g，熟地黄15g，鸡血藤15g，鹿衔草10g，木瓜10g，牛膝10g，淫羊藿10g，千年健10g，千斤拔10g，连钱草15g，五指毛桃30g）。

五、辅助药物治疗

腰椎间盘突出症治疗应当中西医结合、内外兼治、动静并重。在分期辨证用药的基础上配合西医西药、手法治疗、功能锻炼等既可以减轻患者痛苦，又有利于患者病情恢复。

早期急性期配合使用非甾体抗炎药、短时间使用糖皮质激素等现代医学常规治疗有利于迅速缓解患者症状，建立患者治疗信心。同时又可对患者预后情况做初步判断，如患者在此基础上仍然疼痛难忍则保守治疗，预后往往较差。腰椎间盘突出症治疗的过程中配合使用营养神经相关药物，如甲钴胺、谷维素、地巴唑、复合维生素B等可以营养神经，减少神经损伤。非甾体抗炎药的应用可明显缓解治疗期间患者不适。

六、非药物治疗

1. 手术治疗

大多数腰椎间盘突出症患者均可通过保守治疗得到满意疗效，甚至包括部分突出较大的患者。手术减压治疗尽管能够早期解除压迫，但也带来手术相关并发症。如腰椎不稳、瘢痕粘连等，且手术远期效果仍存在争议。所以对手术治疗的适应证要严格把关，要把保守治疗方法作为首选。但对病情严重，较长时间保守治疗无效，下肢肌力明显下降者则应当积极进行手术治疗。对于出现排便排尿困难、性功能障碍的患者亦应当及早进行手术治疗。

2. 手法治疗

方坚教授手法治疗师古而不泥古，对每位腰椎间盘突出症的患者均适时运用手法治疗。其手法技巧，如推、拿、扳、甩等与传统手法无异。但对施用的时间及动作摆设很有讲究。一般急性期多以轻巧手法为主，得舒则止；缓解期则结合病情灵活运用其经验总结的三位治脊法，常可缓解病情，促进康复。三位治脊法介绍如下。仰卧位：①直抬腿；②曲髋膝拉筋；③强力助蹬腿。侧卧位：①腰斜扳；②挺腰后拉腿。俯卧位：①合掌腰弹按；②后扳腿撑腰；③拉腿甩按。

施法前后需对腰背腿轻手法按摩放松。三位治脊法作用机制主要为松弛椎旁肌肉，增宽椎间隙，减轻椎间盘压力，促进突出的髓核不同程度的回纳，或改变与神经根的相对位置关系，使局部水肿和炎症吸收，局部的血液循环改善及缓解肌肉痉挛，改善脊柱功能，促进脊柱内外力学的恢复，从而达到治疗的目的。

3. 功能锻炼

腰椎间盘突出患者功能锻炼的目的为：预防卧床、佩戴腰围导致肌肉萎缩，增加躯干核心肌群肌力，增加稳定性；改善腰椎生理曲度；扩大椎管；舒筋通络，防止下肢神经根粘连。

临床上常使用的锻炼方法有：①五点支撑法、飞燕式背伸法。旨在改善腰背肌力，改善腰椎前凸。②卧位下肢踩单车锻炼。旨在预防神经根粘连，舒筋通络。③卧位弯腰抱膝摇摆。扩大椎管，改善压迫，并减少腰椎生理前凸，常应用在合并椎管狭窄患者。

第八节　腰椎管狭窄症

一、概述

  腰椎管狭窄症是指腰椎管内神经根管、侧隐窝或椎间孔因骨性或纤维性增生、移位导致一个或多个平面管腔狭窄，压迫马尾神经、神经根或血管而产生以腰腿痛为主要临床症状的综合征。本病多发于40岁以上的中老年人，病程长、进展慢，发病早期无明显临床表现，后期可显著降低患者的生存质量，是临床的常见病、疑难病。症状多、体征少是本病的特点，其中间歇性跛行是本病的特征性症状，表现为久站或行走后出现腰痛或下肢放射痛，坐下或下蹲休息后腰腿痛症状可明显缓解。

二、病因病机

  中医认为腰椎管狭窄症属于"痹证""腰腿痛"范畴。早在几千年前中医学已对痹证有深入的认识。《素问·脉要精微论篇》曰："腰者肾之府，转摇不能，肾将惫矣。"《灵枢·五癃津液别》曰："五谷之津液，和合而为膏者……下过度则虚，虚故腰背痛而胫酸。"说明肾虚为腰腿痛的重要内因。《素问·痹论》中指出："风寒湿三气杂至，合而为痹也。"说明风、寒、湿外邪入侵人体是导致腰腿痛的重要外因。同时，《诸病源候论·腰脚疼痛候》曰："肾气不足，受风邪之所为也，劳伤则肾虚，虚则受于风冷，风冷与正气交争，故腰脚痛。"文中阐明腰腿痛的病因病机为肾气亏虚，外邪入侵，本虚标实为本病的病因病机。

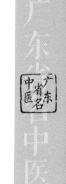

三、诊断要点

1. 临床症状体征

（1）腰骶部或下肢疼痛，以钝痛、酸痛为主。

（2）间歇性跛行，即久站或长时间行走时出现腰腿痛或下肢麻木无力，逐渐出现跛行，甚至不能继续行走，下蹲或坐下休息后可缓解，再次久站或久行后症状又出现。

（3）腰部后伸受限，患者腰部后伸时腰腿痛症状加重。

（4）股神经牵拉试验阳性，直腿抬高试验一般为阴性，部分患者可出现阳性。

（5）腰背部压痛、叩击痛不明显。

2. 影像学检查

包括X线、CT、MRI、椎管造影等检查。目前并没有形成一个统一标准去评估影像学诊断的精确度，所以影像学结果并不能成为诊断腰椎管狭窄症的金标准，临床上仅作为症状和体征的补充。

X线检查：可显示椎体骨质增生，小关节突增生、肥大，椎间隙狭窄，椎间孔变小，椎体滑脱等改变。

CT检查：可完整显示骨性椎管结构，并可以准确显示异常组织性质及各韧带骨关节改变、椎间盘突出大小，并能准确测量出骨性椎管横矢径等。

MRI检查：能清楚显示出椎间盘突出程度、韧带增厚情况及脊髓、神经受压状态，并能反映出硬膜囊受压来自何部位。

椎管造影：有利于评估狭窄范围，了解有无多发性狭窄，但造影是有创检查，临床应用较少。

四、中医辨证论治

引起腰椎管狭窄症的病因较为复杂，或因风、寒、湿杂至，或因气滞血瘀，或因先天肾气不足，后天肾气虚衰，气血亏虚，临证须辨虚实，辨证选药。

1. 寒湿闭阻型

证候：腰腿牵涉痛，每遇阴雨天或寒冷天发作较甚，遇热减轻，四肢冷痛，肢体困重。舌淡，苔滑或白，脉弦滑。

治法：散寒除湿，祛风通络。

方药：加味蠲痹汤加减（羌活10g，防风10g，当归10g，黄芪30g，姜黄6g，甘草10g，白芍15g，党参10g，白术10g，茯苓10g，陈皮6g）。

2. 湿热闭阻型

证候：起病急，病程短，腰痛频繁，肢体困重，发热，小腿部有灼热感，站行不能，目赤肿痛，无明显畏寒，但恶热，或伴有低热，夜间肢体喜放被外，口渴或口干不欲饮，大便干，溲黄。舌红，苔黄或黄厚腻，脉滑数。

治法：清热利湿，搜风通络。

方药：自拟三四汤加减（苍术10g，黄柏10g，牛膝10g，薏苡仁20g，熟地黄15g，白芍15g，忍冬藤15g，络石藤15g，石楠藤15g，海风藤15g，当归6g，川芎6g）。

3. 气滞血瘀型

证候：患者大多数为体力劳动者，年轻体壮，发病突然。腰背疼痛或刺痛，固定不移，转侧不能，触之痛甚，肌肤干燥少泽。舌暗或有瘀斑，脉沉细或涩。

治法：行气活血，化瘀通络。

方药：血府逐瘀汤加减（桃仁10g，三七10g，柴胡10g，红花6g，当归6g，川芎6g，甘草6g，生地黄15g，牛膝15g，桔梗15g，赤芍15g，枳实15g）。

4. 气血虚损型

证候：下肢疼痛较重，腰骶疼痛较轻，伴有头目昏晕，神倦乏力，唇舌淡白，腰痛喜按。舌淡，苔白，脉沉细。

治法：补益气血。

方药：人参养荣汤加减（党参15g，白芍15g，茯苓15g，熟地黄15g，五味子15g，黄芪30g，白术10g，当归6g，桂枝6g，陈皮6g，甘草6g，远志6g）。

5. 肝肾亏虚型

证候：患者多年迈，腰背隐痛，骨节酸楚，眩晕耳鸣，腰膝酸软，下肢乏力，不耐久行，坐蹲则缓，或伴二便不利。舌淡，苔少或有剥苔，脉弱或涩。

治法：补肝养肾，壮筋通络。

方药：自拟养骨汤加减（山茱萸10g，淫羊藿10g，杜仲10g，补骨脂10g，千斤拔15g，枸杞子15g，菟丝子15g，牛大力15g，牛膝15g，威灵仙6g）。

6. 虚实夹杂型

证候：腰痛隐隐，突然加重，痛处拒按，或肢体沉重。舌淡，苔薄白，脉弦细。

治法：疏风通络祛湿，补益肝肾气血。

方药：独活寄生汤加减（桑寄生15g，杜仲15g，熟地黄15g，党参15g，茯苓15g，白芍15g，独活10g，秦艽10g，防风10g，牛膝10g，桂枝6g，川芎6g，当归6g，甘草6g，细辛3g）。

五、辅助药物治疗

1. 非甾体抗炎药

除减轻神经受压所致的炎性反应外，还具有止痛作用。临床常用药物有塞来昔布胶囊、依托考昔片、布洛芬缓释胶囊等，是本病的一线用药。

2．糖皮质激素

若患者急性起病，疼痛明显，严重影响生存质量，可短期使用糖皮质激素缓解急性炎症反应引起的症状。临床多用地塞米松、泼尼松龙、得宝松、倍他米松等。有高血压病、糖尿病病史的患者慎用，若必须使用，请注意监测血压、血糖变化。

3．营养神经药物

可肌内注射腺苷钴胺，口服甲钴胺、谷维素、地巴唑、复合维生素等营养神经药物。

六、非药物治疗

在腰椎管狭窄症的治疗中，非药物治疗是保守治疗中很重要的一部分。

1．向患者宣教

通过向患者解析本病的病因病机、发生发展、治疗方法及预后情况，让患者了解自己的病情，适当进行劳动工作，避免长时间体力劳动导致病情加重。

2．手法治疗

手法是保守治疗最主要的方式，采用推、按、擦、揉、搓、点、压等手法，配合斜扳法、舒筋法、抖腿法、抖腰法等，达到松解粘连目的。

3．针灸治疗

通过普通电针、浮针、刃针、水针等针刺治疗，达到松解肌肉紧张，解除局部组织粘连，缓解临床症状的目的。

4. 物理治疗

运用中频、超声波、冲击波等现代物理治疗方法，缓解肌肉紧张，减轻局部炎症反应。

5. 运动康复治疗

目前运动康复治疗在腰腿痛的保守治疗中起很重要的作用，大量的研究证明，通过正确的运动康复治疗，可以明显减轻患者疼痛，提高其生存质量。根据患者个人情况，制定腰腹部的肌肉锻炼方案，通过加强腰腹部的肌肉力量，使腰椎处于一个稳定状态，维持脊柱关节的最好位置，减少神经受压迫产生炎症水肿。进行科学的运动康复治疗能从病因上防止或延缓患者病情的进展。

6. 外科手术治疗

患者腰椎管狭窄症有明显神经损伤改变，如二便失禁、性功能异常、肌力低下明显等，应尽早手术治疗解除神经压迫。对于严重的腰椎管狭窄症患者，经2周以上的系统保守治疗后，效果不佳的，可建议其行手术治疗。一般手术方式有：全椎板切除椎管减压术、多节段椎板切开减压术、全椎板切除减压加植骨融合钉棒固定术、微创椎管减压术等。

第九节　骨质疏松症

一、概述

骨质疏松症是一种以骨量减少、骨组织微细结构破坏为特征，从而导致骨的脆性增加和易于骨折的全身代谢性骨病。骨质疏松症按其发病的原因可分为三大类：原发性骨质疏松症、继发性骨质疏松症和特发性骨质疏松症。原发性骨质疏松症又分为绝经后骨质疏松症和老年性骨质疏松症。继发性骨质疏松症病因多样，常由各种慢性病或服用某些药物导致（如甲状腺功能亢进症、激素或者长期废用等）。特发性骨质疏松症多见于8~14岁青少年，多有家族遗传史，目前病因暂不明确。国际骨质疏松基金会有报告显示，中国成年人骨质疏松症患病率约为7%，其中50岁以上女性的患病率为50.1%，预计2020—2050年中国骨质疏松症患者和骨量减少的人数分别为2.87亿和5.33亿。随着世界人口老龄化的趋势日益明显，骨质疏松症已逐渐成为我国中老年女性，特别是绝经后妇女的常见病与多发病。

骨质疏松症最常见的症状主要是腰背部疼痛，早期常表现出间歇性隐痛，后逐渐发展成持续性疼痛，甚至全身性骨痛。驼背是其重要临床体征，晚期常因严重驼背挤压双侧肋间神经，从而出现双侧肋痛症状，甚至因胸廓畸形引起呼吸系统功能障碍。另外，受到轻微外力，如跌倒、扭转身体后，易出现胸腰椎体、桡骨远端、股骨颈等松质骨部位的骨折。主要特征是骨矿物质和骨矿物质基质出现等比例的减少；骨微观结构发生退行性改变，骨小梁结构被破坏，骨小梁变细、变窄，导致骨骼变形和骨折；骨的脆性增高、骨力学强度下降、骨折危险性增加。

查阅历代中国医学书籍，并无明确骨质疏松症病名记载。根据其临床症状及体征，传统中医学认为当属"骨痿""痹证""骨痹"范畴。《素问·痿论》曰："肾气热，则腰脊不举，骨枯而髓减，发为骨痿。"又曰："肾者水藏也，今水不胜火，则骨枯而髓虚，故足不任身，发为骨痿。"提出了"骨痿"之名。《难经》曰："四损，损于筋，筋缓不能收持；五损，损于骨，骨痿不能起于床。"根据其临床表现与"骨痿"较为相似，将骨质疏松症定性为"骨痿"比较客观。

二、病因病机

中医学认为，本病多因先天禀赋不足，后天脾胃调养失宜，久病失治，致髓枯骨痿。本病起病慢，病程长，多属脾胃、肝肾、气血亏虚之虚证。后期合并骨折、筋伤，可见气滞血瘀之征，虚实夹杂。

1. 肝肾亏虚，髓枯骨痿

《素问·六节藏象论》云："肾者，主蛰，封藏之本，精之处也；其华在发，其充在骨。"平素肾虚，或久病、房劳过度伤肾，罢极本伤，阴精亏损，筋骨失养。骨骼依赖于骨髓的滋养，骨髓又为肾中精气所化生，肾精充盈则骨髓化生有源，骨骼强劲。《素问·上古天真论》云："肝气衰，筋不能动。"肝主疏泄，主藏血，在体为筋，肝肾亏虚则藏血失职，气血运行不畅，筋骨失养。

2. 脾肾亏虚，精微不输

脾为后天之本，气血生化之源，具统血，主四肢肌肉。素体脾胃虚弱，或年老、久病中气受损，或思虑劳倦，饮食不节，损伤脾胃，则受纳、运化、输布功能失常，导致气血津液化生之源不足，精微不输，筋骨失荣，发为骨痿。另外，若脾气不足，脾不运化，肾精乏源，或肾精本虚，脾肾俱虚，骨骼失养，则骨髓空虚，骨量减少。《素问·太阴阳明论》云："今脾病不能为胃行其津液，四肢不得禀水谷气，气日以衰，脉道不利，筋骨肌肉，皆无气以生，故不用焉。"

3. 跌扑损伤，气血阻络

《素问·调经论》云："血气不和，百病乃变化而生。"跌扑损伤，气血受阻，滞缓为瘀，瘀血内停，经脉瘀阻，气血运行不畅，肢体筋脉失于气血荣养而致。现代研究证实，血流动力学出现障碍后，血液中的营养物质无法运行进入骨组织、骨髓，营养吸收、代谢出现障碍，从而导致骨质疏松。

三、诊断要点

骨质疏松症的诊断主要依靠骨密度测量。根据骨密度对骨质疏松症进行分级，规定正常健康青年人的骨密度加减1个标准差为正常值，较正常值降低1～2.5个标准差为骨质减少（低骨量）；降低2.5个标准差以上为骨质疏松症；降低2.5个标准差以上并伴有脆性骨折为严重的骨质疏松症。

四、中医辨证论治

本病总属本虚标实之证，历代医家当以补益肝肾、健脾、强筋健骨为法。在辨证分型方面，依据中医基础理论，以阴阳为纲，辨虚实、脏腑、气血，可将骨质疏松症分为肝肾亏虚、脾肾阳虚、气滞血瘀及气血亏虚4型。当代中医师治疗骨痿，补益同时不忘祛邪，以补益肝肾、健脾益气、益气养血为原则，跌倒损伤早期兼以行气活血，化瘀通络。

1. 肝肾亏虚型

证候：腰背肌疼痛不适，头晕眼花，手足麻痹，腰肌劳损，颈肩酸痛，时轻时重，每因劳累加重，步履费力，夜尿较多，筋骨痿软。舌红少津，少苔，脉沉细数。

治法：补益肝肾，养血荣筋。

方药：自拟养血汤加减（当归6g，桂枝6g，熟地黄15g，鸡血藤15g，鹿衔草10g，木瓜10g，牛膝10g，淫羊藿10g）。

2. 脾肾阳虚型

证候：腰背肌酸软冷痛，甚则弯腰驼背，腰背乏力，畏寒喜暖，纳少腹胀，面色萎黄。舌淡胖，苔白滑，脉沉弱。

治法：补益脾肾，强筋健骨。

方药：自拟养人汤加减［黄芪30g，党参15g，熟地黄15g，丹参15g，扁豆10g，莪术10g，淫羊藿10g，石菖蒲10g，肉苁蓉10g，当归6g，砂仁（后下）6g〕。

3. 气滞血瘀型

证候：外伤早中期，症见骨节疼痛，痛有定处，痛处拒按，筋肉挛缩，骨折，多有外伤史。舌质紫暗，有瘀点或瘀斑，脉涩或弦。

治法：理气活血，化瘀止痛。

方药：加味桃红四物汤〔桃仁10g，红花6g，赤芍15g，地黄15g，当归6g，川芎6g，天花粉10g，葛根10g，茯苓15g，三七粉（冲服）3g〕。

4. 气血亏虚型

证候：腰背部疼痛，酸软无力，痛无定处，喜按，气短乏力，唇面苍白。舌质淡，苔薄，脉细弱。

治法：补益气血，化精生髓。

方药：人参养荣汤（党参15g，白术10g，茯苓15g，炙甘草6g，熟地黄15g，白芍15g，当归6g，川芎6g，黄芪30g，桂枝6g，枸杞子10g，远志6g，五味子10g，陈皮6g，大枣15g）。

五、辅助药物治疗

骨质疏松症的西药辅助治疗主要有4类，即基础补充药物（钙剂、维生素D及相关衍生物等）、骨吸收抑制剂（双膦酸盐类、降钙素类、雌激素类、雌激素受体选择性调节剂、组织蛋白酶k抑制剂等）、骨形成促进剂（甲状旁腺激素、氟化物等）及解偶联剂（如锶盐）。目前西药虽为临床防治骨质疏松症的有效药物，但考虑患者年龄较大，常合并多种慢性内科病，西药不良反应较多，故临床上应用有其局限性。

骨质疏松症是一种全身性骨代谢疾病，在为患者实施药物治疗的过程中，还应合理指导其进行体育锻炼与膳食搭配，养成良好的生活习惯，积极避免和处理相关的危险因素，从而达到更好的效果。

六、非药物治疗

骨质疏松症的治疗应该以综合性治疗为主，强调整体调节，防
合。骨量减少者，治疗主要以一般性预防为主；诊断为骨质疏松
者，可采取中医辨证论治、中西药口服的方法；严重骨质疏松，并
伤、骨折等，在选用中医辨证论治基础上，可考虑手术治疗。骨质
症的发展是慢性、递进、潜在性的，早期病情发展隐匿，预防未引
视，往后病情发展迅速，症状较重，甚至并发骨折等，给患者带
及经济上的沉重负担。因此，骨质疏松症的治疗，防重于治，预
穿于整个治疗过程。

一般性预防措施主要包括健康宣教、定期监测、良好的饮食
惯及适量的运动等。通过健康教育，提高人们对骨质疏松症的认
解其危害性和早期预防措施，早期监测、定期监测骨密度。饮食
证足够的钙、维生素D和蛋白质摄入，生活上作息规律，注意劳逸
不吸烟，少饮酒，每周2次的午后温和日光下的照射，以促进体内
收，每次约20分钟。另外，适量体育锻炼有助于减少骨量丢失，
戏、太极拳、八段锦等，同时，适量锻炼可调节人体肌力平衡系
防跌倒。

第十节　臀上皮神经炎

一、概述

臀上皮神经炎，又称臀上皮神经卡压综合征、臀上皮神经损
上皮神经痛等，是临床导致腰腿痛的主要病因之一，其中，中老

肥胖女性是该病的高发人群。它是由于臀上皮神经在穿过髂嵴时因各种原因而受到卡压所产生的一类疾病，表现为腰臀部弥散性疼痛及感觉异常，并向患侧臀部及大腿后外侧放射，常不超过膝关节，检查时常可发现在髂嵴中下方有固定性压痛。

祖国医学无臀上皮神经炎之病名，中医称其为"筋痹"或"筋出槽"。对"筋出槽"最明确、最详尽的阐释当首推《伤科大成》，其对"筋出槽"的阐释是筋之"弛纵、卷挛、翻转、离合各门……"。《医宗金鉴·正骨心法要旨》曰："用手细细摸其所伤之处，或有骨断、骨碎、骨歪、骨整、骨软、骨硬、筋强、筋柔、筋歪、筋正、筋断、筋走、筋粗、筋翻、筋寒、筋热……"其文指出"筋歪、筋走、筋翻"，当属"筋出槽"的范围。筋的位置存在有槽和无槽的不同，有槽的称为"筋出槽"；无槽的称为筋扭、筋翻，或泛指"伤筋"。

二、病因病机

现代医学解剖认为臀上皮神经为第1～3腰神经后支之外侧支，也有临床研究认为，由于交通支的存在，T_{11}和L_4也参与了臀上皮神经的神经构成，在股骨大转子与第3腰椎间连线交于髂嵴处平行穿出深筋膜，分布于臀部皮肤，一般不易摸到。穿出后的各支行于腰背筋膜的表面，向外下方形成臀上皮神经血管束，越过髂嵴进入臀上部分叶状脂肪结缔组织中，在臀大肌肌腹缘处分层脂肪结缔组织变成分叶状结构，臀上皮神经也相应分成许多细支进入分叶状结构中，支配相应部位的臀筋膜和皮肤组织。因此，该神经受累后出现两部分症状：一为皮支受累即为臀上皮神经痛的症状；二为肌支受累，表现为腰肌的痉挛、压痛等。

由于其发出至走行过程中多次穿入关节、骨、筋膜、肌肉等软组织，当腰椎小关节不稳使肌肉软组织生物力学失调而造成神经受到牵拉，或是受到机械性的压迫、肌筋膜急性外伤、神经受卡压嵌顿等病因会导致臀上皮神经产生一系列临床症状。临床上臀上皮神经损伤主要发生于劳动时，尤其是腰部前弯和左右旋转时，容易使此神经在髂嵴下方的一段受损伤，或者发生细微的解剖位置改变，即偏离原位，移行于"槽"外。神经损伤后，可导致神经及周围软组织充血水肿，长期未治疗而转为慢性者，可使神经变粗大、变硬，触之钝厚。每当患者弯腰或者久坐时，腰部压力增加，使局部张力增大，加重了对臀上皮神经的刺激而产生病状，造成严重的腰臀疼痛。

本病属中医学"筋出槽""筋痹""腰痛""腰痹"的范畴，多因劳作姿势不当，感受风寒湿邪所诱发，致使经络筋经受损，血离脉络，气滞血瘀，复感风寒湿邪，闭阻于经络，客于筋经，气机不通，则发病。

内因为肝肾亏虚，而又复外感风、寒、湿邪。《素问·痹论》："风寒湿三气杂至，合而为痹也。其风气胜者为行痹，寒气胜者为痛痹，湿气胜者为着痹也。"又曰："痛者其寒气多也，有寒故痛也。其不痛不仁者，病久入深，荣卫之行涩，经络时疏，故不痛，皮肤不营，故不仁。"臀上皮神经位于肢体浅表处，风寒湿邪侵袭必先受之。外因多为外伤，劳动过度或扛抬重物时姿势不当等使"筋"出其槽，正如《医宗金鉴·正骨心法要旨》所曰："若素受风寒湿气，再遇跌打损伤，瘀血凝结，肿硬筋翻。"

综上所述，本病以肝肾亏损为内因，外感风、寒、湿邪及外伤等为外因，虚实夹杂，共同致病。臀上皮神经卡压的患者，在髂嵴中下方常可触及条索状物。条索状物则为长期气血运行不畅，病程日久邪气留滞经脉，络脉不通所致，按之疼痛。若未能及时治疗，条索状物日久成为硬结，经脉之气瘀滞，难以消散，患者按之疼痛感可不明显，而往往表现为局部酸胀感。

三、诊断要点

1. 中医诊断标准

参照国家中医药管理局《中医病证诊断疗效标准》中有关臀上皮神经

损伤的诊断标准：

（1）有腰臀部闪挫扭伤史或慢性劳损史。

（2）多发生于中年以上患者。

（3）单侧腰臀部的酸痛或刺痛，可有下肢牵扯样痛，但多不超过膝，弯腰不利，在髂嵴最高点内侧有明显压痛，局部可触到条索样硬结。

2. 西医诊断标准

参照董福慧等编著的《皮神经卡压综合征》中关于臀上皮神经卡压综合征的诊断标准：

（1）大多数患者有腰部扭伤史或受风寒史。

（2）患侧腰臀部尤其是臀部的疼痛，呈刺痛、酸痛或撕裂样痛，常常是持续发生的。一般疼痛的部位较深，范围模糊，没有明确的界限。急性期疼痛较剧烈，并可向大腿后侧放射，但常不超过膝关节。患侧臀部可有麻木感，但无下肢麻木。

（3）患者常诉起坐困难，腰部不能发力，弯腰时疼痛加重。

（4）多数患者可以检查到固定压痛点，一般在髂嵴中点及下方压痛，按压时可有胀痛和麻木感，并向同侧大腿后方放射，一般放射痛不超过膝关节。直腿抬高试验大多为阴性，腱反射正常。

四、中医辨证论治

国家中医药管理局颁布的《中医病证诊断疗效标准》则将本病分为两型。

气滞血瘀型：主要表现为腰臀部刺痛，可牵扯到腿部，痛处较固定，夜间尤甚，转侧和俯仰困难。

气血不足型：腰臀酸痛感，大腿窜痛麻木，并体倦无力，遇劳则甚等。

方坚教授根据多年临床经验，结合历史文献研究，岭南地处亚热带地区，气候潮湿炎热，三因制宜，当地人体质普遍以脾胃偏虚易兼夹湿热为主，"本虚标实，筋失所养，外邪闭阻筋络"是广东地区臀上皮神经炎的主要发病机制，并将本病的治疗分为风寒闭阻、湿热闭阻、气血不足、脾胃亏虚、肝肾不足5型论治。

1. 风寒闭阻型

证候：腰臀部疼痛，屈伸不利，或痛无定处，或冷痛剧烈，宛如针刺，得热则舒，腰臀部重着，伴恶寒怕风。舌淡，苔薄白，脉濡细。

治法：祛风寒，止痹痛。

方药：加味蠲痹汤加减（羌活15g，防风12g，当归10g，黄芪30g，姜黄6g，甘草10g，白芍15g，党参10g，白术10g，茯苓10g，陈皮6g）。

2. 湿热闭阻型

证候：腰臀部疼痛，有灼热感，夜间腰臀疼痛加重，翻身困难，无明显畏寒，但恶热，或伴有低热，夜间肢体喜放被外，口渴或口干不欲饮，大便干，溲黄。舌质红，苔黄腻，脉滑数。

治法：清热利湿通络。

方药：自拟三四汤加减（苍术10g，黄柏10g，牛膝10g，薏苡仁20g，熟地黄15g，白芍15g，忍冬藤15g，络石藤15g，石楠藤15g，海风藤15g，当归6g，川芎6g）。

3. 气血不足型

证候：腰臀酸痛感，大腿窜痛麻木，并体倦无力，遇劳则甚，伴面色无华，头晕心悸。舌质淡，脉细无力。

治法：益气补血，养心安神。

方药：人参养荣汤加减（党参20g，白芍30g，黄芪15g，白术15g，茯苓15g，熟地黄15g，当归6g，肉桂6g，炙甘草6g，陈皮6g，五味子6g）。

4. 脾胃亏虚型

证候：腰臀部疼痛，喜按，纳差，脘腹胀满，舌淡有齿痕，苔白，脉沉细。

治法：健脾和胃，通络止痛。

方药：自拟养人汤加减［黄芪30g，党参15g，熟地黄15g，丹参15g，大枣15g，白扁豆10g，莪术10g，淫羊藿10g，石菖蒲10g，肉苁蓉10g，砂仁（后下）6g，当归6g］。

5. 肝肾不足型

证候：腰臀部酸痛，活动受限，晨僵，头晕目眩，腰膝酸软，或肢麻，或痉挛。肌肉瘦削，盗汗，手足心热。舌暗红，苔少或有剥苔，脉弦细或细数。

治法：补肝养肾，通络止痛。

方药：自拟养筋汤加减（五加皮10g，枸杞子15g，鸡血藤10g，宽筋藤10g，骨碎补10g，柴胡10g，羌活10g，当归10g，桑寄生10g，葛根10g，木瓜10g，大枣15g）。

五、辅助药物治疗

临床中方坚教授对臀上皮神经炎的治疗除中药内服外，在排除患者有上消化道出血或溃疡病史、心血管病史、严重肝肾功能不全后，经常给予非甾体抗炎药消炎止痛，对于神经损伤严重者加用神经营养药，具体处方如下：复合维生素B_2每天3次，地巴唑 5mg 每天3次，谷维素10mg 每天3次。

六、非药物治疗

1. 局部封闭疗法

局部封闭可将药物直接注射到病灶处，抑制局部的炎症反应，改善局部的营养状况，常常可在注射后配合手法治疗，效果更佳。具体操作如下：在患者患侧髂嵴中点下找到条索状物或压痛点，做好标记，常规消毒后，用针按标记点向髂骨面垂直刺入，针尖接触到髂骨后，注入一半药量，然后改换方向将剩余药物做周围浸润注射。药物处方：1%利多卡因3mL＋醋酸曲安奈德1~2mL＋维生素B_{12}注射液1~2mL。通常一次显效，如未达理想效果1周后可以同样方法再次治疗，一般不超过3次。

2. 手法治疗

手法治疗能松解软组织粘连，有解除肌肉痉挛，使"出槽"的"筋"归其槽等作用。具体操作如下：患者端坐方凳上，两腿分开与肩同宽，双手扶膝向前弯腰，医者坐于患者之后，先对局部软组织进行放松，用拇指触诊找到疼痛区域的条索样物，一拇指将臀上皮神经向上牵拉，另一拇指按压使其复位，再顺神经走向按压，并揉按周围软组织。

3. 手术治疗

手术是治疗臀上皮神经炎的重要手段，对于保守治疗无效或病情严重反复发作的患者，可考虑行手术治疗。目前的手术治疗方法主要有神经干周围松解术、神经外膜松解术以及神经束膜松解术等，应该根据不同的病因来选择手术方式。对于病程较长患者，经各种非手术治疗无效者，可考虑将臀上皮神经的髂嵴段切除，疼痛即可缓解。

第十一节　梨状肌综合征

一、概述

梨状肌综合征是由于各种原因导致梨状肌损伤，梨状肌发生充血、水肿、痉挛、粘连和挛缩，使该肌间隙或该肌上下孔狭窄，挤压从中穿出的神经、血管而出现的一系列以臀部疼痛为主，并可引起行走困难、跛行等主要表现的综合征。梨状肌综合征患者疼痛严重时呈"火烧样"或

"刀割样"痛，疼痛可放射至同侧下肢后外侧，有时伴小腿外侧麻木，许多患者会出现双腿屈曲困难，双膝跪卧，夜间睡眠困难等。能增加腹压的行为，如咳嗽、打喷嚏、大小便等，可使患侧肢体的窜痛感加重。梨状肌综合征是周围神经卡压综合征的一种，也是干性坐骨神经痛的常见原因，占腰臀腿软组织损伤的15%～25%。

梨状肌综合征多见于青壮年，男性多于女性。主要表现为臀中部相当于梨状肌投影部位的疼痛，并向股外侧、股后侧、小腿外侧放射。

梨状肌综合征属于中医学"痹证""筋伤""腰腿痛""胯骨伤筋""筋出槽""臀部伤筋""臀股风"等范畴，为本虚标实之证。多以肝肾不足、气血亏虚、血不养筋、筋脉失养为本，以外伤、复感外邪、经络闭阻、经脉不通为标。臀部经络闭阻，气血不畅，经脉拘急，不通则痛。梨状肌综合征的病情表现，在中医经典中有类似的叙述。如《灵枢·根结》指出："太阳为开，阳明为阖，少阳为枢，故开折，则肉节渎……阖折，则气无所止息而痿疾起……枢折，则骨繇不安于地。"这里的三折分别出现的"肉节渎""痿疾"及"骨繇不安于地"的临床表现，包含梨状肌损伤的特殊体态形征、坐骨神经受压症状表现及肢体萎缩。《灵枢·官针》曰："傍针刺者，直刺、傍刺各一，以治留痹久居者也。"故取局部环跳傍针刺治疗。按现代解剖知识，环跳穴下即为坐骨神经干，傍针针刺点下为肌腹，居髎穴下邻近梨状肌的止点。

二、病因病机

梨状肌是位于臀部深层的一块肌肉，起点在第2～4骶椎前面骶孔外侧缘，止点在股骨大粗隆。梨状肌是重要的髋外旋肌，其作用是协助附着于骨盆和髋周围的肌肉完成髋关节的外展外旋，维持骨盆在水平方向的稳定性。

梨状肌的神经支配是S1～S2神经。梨状肌上孔有臀上神经、臀上动脉、臀上静脉通过，梨状肌下孔有坐骨神经、臀下神经、股后皮神经、臀下动脉、臀下静脉及阴部内动脉通过。

梨状肌的体表投影区：自髂后上棘与尾骨尖做一连线，此连线上距髂后上棘下2cm处做一标点，自此点与股骨大转子的连线，即为梨状肌的体表投影区。梨状肌向外下方穿过坐骨大孔，坐骨大孔则被其分成梨状肌上孔和梨状肌下孔。各种原因导致的臀部外伤出血、粘连、瘢痕形成，或注射药物使梨状肌变性、纤维挛缩、髋臼后上部骨折移位，骨痂过大等因素均可使坐骨神经在梨状肌处受压。大多数人的坐骨神经自梨状肌下孔穿出骨盆到达臀部，但由于个体差异，常存在先天性的神经和血管变异。有部分解剖变异者的坐骨神经从梨状肌上孔穿过。据潘铭紫统计，中国人的梨状肌与坐骨神经的关系大致可分为6种类型，其中主要两种分别为：坐骨神经全部由梨状肌下缘穿出者，占65.2%，属正常；另有34.8%的人出现解剖学变异，表现为胫神经出梨状肌下缘，腓总神经穿梨状肌。大多数专家认为这种变异为梨状肌综合征引起坐骨神经痛的主要原因。

梨状肌的作用特点：当其近端固定时，单侧收缩使大腿外展外旋；远端固定时，双侧收缩使骨盆后倾。梨状肌综合征多因急性外伤发病，以下几种动作是造成梨状肌损伤的危险动作：大腿过度的外展外旋，或在此过程中受阻；髋关节突然的内收内旋，牵拉梨状肌导致其受伤；梨状肌在协助臀大肌、股后肌群等完成伸髋动作过程中，遭遇暴力或不协调动作而受伤。

早在《黄帝内经》时代就已对关节疼痛及活动障碍的治疗积累了丰富的临床经验，如《灵枢·官针》曰："齐刺者，直入一，傍入二，以治寒气小深者，或曰三刺，三刺者，治痹气小深者也。"梨状肌综合征在中医学属"痹证""筋出槽"范畴，痹证总因"风寒湿三气杂至，合而为痹也"（《素问·痹论》），当以散寒止痛、活血舒筋为治则。

中医学认为梨状肌综合征主要病因为外伤，即由于臀部外伤致梨状肌损伤而引起；还有由于先天肝肾不足，导致梨状肌变异而引起本病；另外，寒湿、湿热之邪侵袭、闭阻经脉，也可导致梨状肌综合征的发生。

病机主要为瘀血内阻、经络不通。治疗重在活血化瘀，通络止痛。

从中医伤筋的角度看，梨状肌综合征的发生是由于外力致肌肉不协调的收缩、痉挛，或出现解剖位置上的微细变化，属于中医所说的"筋挛""筋走"。或因伤后气滞血瘀，复受风寒侵袭导致气血瘀结，湿邪客于经络，滞留不散而出现"核""块"状物，即中医所说的"筋结"。

三、诊断要点

1. 中医诊断标准

参照国家中医药管理局发布的《中医病证诊断疗效标准》：

（1）有外伤或受凉史。

（2）常发生于中老年人。

（3）臀部疼痛，严重者患侧臀部呈持续性"刀割样"或"烧灼样"剧痛，多数伴有下肢放射痛、跛行或不能行走。

（4）臀部梨状肌部位压痛明显，并可触及条索状硬结，直腿抬高在60°以内疼痛明显，超过60°后疼痛减轻，梨状肌紧张试验阳性。

2. 西医诊断标准

（1）以坐骨神经痛为主要表现，疼痛从臀部经大腿后方向小腿和足部放射。

（2）由于症状较明显且影响行走，故患者就诊时间较早，肌力的下降多不太严重。

（3）检查时患者有疼痛性跛行，轻度小腿肌萎缩，小腿以下皮肤感觉异常。有时臀部（环跳穴附近）可扪及索状（纤维瘢痕）或块状物（骨痂）。

（4）"4"字试验时予以外力拮抗可加重或诱发坐骨神经痛，臀部压痛处Tinel征可阳性。

（5）有髋臼骨折病史者X线片上可显示移位之骨块或骨痂。

四、中医辨证论治

中医学将梨状肌综合征归于"痹证""筋伤"等的范畴，为本虚标实的疾病，主要为风寒湿邪入侵人体，或因劳损或外伤，导致人体的经脉闭塞，局部气血凝滞，经脉不通，血不荣筋，不通则会引起肢体疼痛，活动不利。《黄帝内经》曰"阳气者，若天与日，失其所，则折寿而不彰"，说明阳气的强弱和疾病的致病相关，又云："风寒湿三气杂至，合而为痹也。"本病因素体亏虚，复感外邪，损伤阳气，则病入三阳，气血失调、经脉闭阻，故本病当以祛风除湿、活血通络为法。

参照国家中医重点专科梨状肌综合征协作组制定的"梨状肌综合征中医诊疗方案"及本工作室多年的临床经验，本病可分为以下4种证候类型：气滞血瘀型、风寒湿阻型、湿热闭阻型、肝肾亏虚型。

1. 气滞血瘀型

证候：此型多为由外伤引发的急性期患者。患侧臀部疼痛如锥刺，痛处固定，拒按，疼痛可沿大腿后侧向小腿及足部放射，动则痛剧，甚者夜不能寐。舌暗红，苔黄，脉弦涩。

治法：行气活血，祛瘀止痛。

方药：化瘀通络汤加减（当归6g，赤芍15g，川芎6g，红花6g，牛膝10g，威灵仙6g，柴胡10g，防己6g，地龙6g）。

2. 风寒湿阻型

证候：此型多为无明显诱因或有受凉史的患者。臀部及腿部疼痛，屈伸受限。下肢麻木酸重，偏寒者得寒痛甚，肢体发凉，畏冷。舌淡苔腻，脉沉紧。偏湿者肢体麻木，全身酸楚重着感。舌淡，苔白腻，脉濡缓。

治法：祛风除湿，散寒通络。

方药：独活寄生汤加减（独活15g，桑寄生15g，杜仲12g，牛膝15g，桂枝6g，茯苓15g，细辛3g，防风10g，秦艽12g，党参15g，川芎10g，甘草6g，赤芍12g，熟地黄15g，当归6g）。

3. 湿热痹阻型

证候：臀部灼痛，局部有热感，腿软无力，关节重着，活动不利，口渴不欲饮，尿黄赤。舌质红，苔黄腻，脉滑数。

治法：清利湿热，通络止痛。

方药：自拟三四汤加减（熟地黄15g，当归6g，白芍15g，川芎6g，黄柏10g，苍术10g，牛膝15g，薏苡仁20g，海风藤15g，络石藤15g，石楠藤15g，忍冬藤15g）。

4. 肝肾亏虚型

证候：臀部酸痛，时轻时重，常伴有腰膝酸软乏力，遇劳加剧，休息及躺下则减轻。偏阳虚者可见面色无华，手足不温，舌质淡，脉沉细。偏阴虚者可见面色潮红，五心烦热，舌质红，脉弦细数。

治法：滋补肝肾，舒筋通络，强筋壮骨。

阳虚证方药：右归饮加减（山药20g，杜仲15g，山茱萸20g，制附子6g，肉桂10g，枸杞子15g，当归6g，熟地黄20g，甘草6g）。

阴虚证方药：左归饮加减（熟地黄30g，山茱萸15g，枸杞子15g，山药15g，茯苓15g，炙甘草6g）。

五、辅助药物治疗

（一）西药

1. 非甾体抗炎药

非甾体类消炎止痛药出现于20世纪50年代，是一类不含有甾体结构的抗炎药，治疗梨状肌综合征的止痛药物之一。这类药物包括阿司匹林、对乙酰氨基酚、吲哚美辛、萘普生、萘丁美酮、双氯芬酸、布洛芬、尼美舒利、罗非昔布、塞来昔布等。该类药物具有抗炎、抗风湿、止痛、退热和抗凝血等作用，在临床上广泛用于骨关节炎、类风湿性关节炎、多种发热和各种疼痛症状的治疗。非甾体抗炎药的镇痛机制是：①抑制前列腺素的合成；②抑制淋巴细胞活性和活化的T淋巴细胞的分化，减少对传入神经末梢的刺激；③直接作用于伤害性感受器，阻止致痛物质的形成和释放。大多数的非甾体抗炎药具有消炎作用。非甾体抗炎药通过抑制前列腺素的合成，抑制白细胞的聚集，减少缓激肽的形成，抑制血小板的凝集等发挥消炎作用。对控制梨状肌综合征引起的疼痛疗效肯定。但是，下列患者慎用非甾体抗炎药：活动性消化性溃疡和近期胃肠道出血者，对阿司匹林或其他非甾体抗炎药过敏者，肝功能不全者，肾功能不全者，严重高血压和充血性心力衰竭患者，血细胞减少者，妊娠和哺乳期妇女。

2. 肌肉松弛剂

肌肉松弛剂是治疗梨状肌综合征的另一种常见药物。骨骼肌松弛药简称肌松药，为N2胆碱受体阻滞药，能选择性地作用于运动神经终板膜上的N2受体，阻断神经冲动向骨骼肌传递，导致肌肉松弛。治疗梨状肌综合征常用的是乙哌立松。盐酸乙哌立松是一种中枢性骨骼肌松弛剂，具有多种药理作用，动物试验提示乙哌立松可剂量依赖性地抑制大鼠丘脑间切断引起的去大脑强直（γ-强直）和缺血性去大脑强直（α-强直），抑制脊髓损伤猫中刺激脊髓后根引起的单突触和多突触性反射电位，可能通过抑制γ-神经元系统而降低肌梭的灵敏度。常见肌松药的不良反应为口干、嗜睡、头晕等。

（二）中成药

1. 气滞血瘀型——七厘散

七厘散，为理血剂，具有化瘀消肿，止痛止血的功效。

方中重用血竭为君药，可活血止血，散瘀止痛。乳香、没药、红花功善活血止痛，祛瘀消肿；儿茶收敛止血，为臣药。冰片、麝香辛香走窜，能除瘀滞而止痛；朱砂清热解毒，镇心安神，尚可防腐，为佐药。诸药合用，共奏化瘀消肿，止痛止血之功。

2. 风寒湿阻型——虎力散胶囊

虎力散胶囊，祛风除湿，舒筋活络，行瘀，消肿定痛。用于风湿麻木，筋骨疼痛，跌打损伤，创伤流血。

方中制草乌具有祛风除湿，温经止痛的作用。可以用于风寒湿痹，关节疼痛，心腹冷痛，寒疝疼痛的治疗。三七具有散瘀止血，消肿定痛的作用。可以用于咯血、吐血、衄血、便血、崩漏，外伤出血，胸腹刺痛，跌扑肿痛的治疗。断节参可补肝肾、强筋骨。主要用于治疗肾虚腰痛、足膝无力、跌打损伤等。白云参具有健脾胃、补肺气的作用。用于治疗虚劳内伤、脾虚泄泻等。诸药合用，共奏祛风除湿，舒筋活络，行瘀，消肿定痛之效。

3. 湿热闭阻型——四妙丸

四妙丸，清热利湿，通筋利痹。主治湿热下注，两足麻木，筋骨酸痛等。

方中黄柏为君，取其寒以胜热，苦以燥湿，且可祛下焦之湿热。苍术燥湿健脾，使邪去而不再生。牛膝补肝肾，强筋骨。薏苡仁祛湿热，利筋络。四味合用，清流洁源，标本兼顾，为治湿痹证之妙剂。

4. 肝肾亏虚型——藤黄健骨丸

藤黄健骨丸，补肾活血，通络止痛。

方中重用熟地黄为君药，取其益精填髓、滋阴补血、大补肝肾真阴之作用；臣药为骨碎补、淫羊藿、肉苁蓉、鹿衔草等，辅助熟地黄强筋健骨、补益肝肾；佐以鸡血藤补肾益精填髓、疏通经络、补肾止痛；莱菔子理气，以防补而滋腻之弊。全方以补肾为本，治骨为标，既能解除病痛，又能通经活络。

六、非药物治疗

1. 手法治疗

手法是治疗梨状肌综合征的有效方法，可以明显改善患者症状，缓解患者的痛苦。采用手法治疗时，首先要清楚梨状肌的解剖结构，选准部位。患者可取俯卧位，双下肢后伸，使腰臀部肌肉放松，术者自髂后上棘到股骨大粗隆做一连线，连线中点直下2cm处即为坐骨神经出梨状肌下孔之部位，其两侧即为梨状肌。手法治疗围绕此部位进行，常用的手法有以下几种：按摩揉推法、弹拨点拨法、按压法等。解除粘连的手法中配以拨理、顺压可以将肌肉强置于正常范围内，减少压迫和再粘连。行手法治疗时要注意，急性期患者疼痛明显，应慎用弹拨、推压等重手法，可采取抚摩、按揉等轻手法，等症状缓解再逐渐加力。

2. 针灸治疗

由于梨状肌位置较深，故单纯依靠推按、弹拨等手法治疗，不能尽如人意。故行针刺、循经取穴、阿是穴及特殊取穴，疏通经络，从而达到治疗目的。取穴以承扶、环跳、承山、飞扬为主。气滞血瘀型配肝俞、血海、大椎、支沟、阳陵泉；风寒湿阻型配阴陵泉、地机、华佗夹脊穴、腰阳关、委阳、阿是穴；肝肾亏虚型以肾阳虚为主配太溪、命门，以肝肾阴虚为主配太溪、志室、承山等。根据不同证型采取补泻手法，达到尽快缓解疼痛的目的。急性期以泻法，慢性期以平补平泻法，以有酸麻感向远端放射为宜。

3. 针刀治疗

单纯针刀治疗与传统方法相比，针刀治疗梨状肌综合征的优势在于方便安全、经济有效，且即时疗效显著。以小针刀治疗患者，一般采用侧卧、患侧朝上的体位。健腿伸直，患侧屈膝在梨状肌的压痛点上进针刀，深度达梨状肌肌腹，刀口方向和梨状肌走行方向平行，针体和臀部平面垂直，沿梨状肌纵轴先纵行剥离，然后做切开剥离，出针。

4. 其他中医传统治疗方法

（1）拔罐法。用大、中号竹火罐闪火法自上往下，从患侧臀部、下肢后外侧（闪罐）至皮肤红晕。再涂活络油，循经走罐重复5～7遍。

（2）温和灸法。用药艾条，循足太阳膀胱经、足少阳胆经自上而下，热度以患者能耐受为度，穴位周围适当多灸。

（3）穴位注射。在穴位上注射药物的一种疗法，通过穴位刺激和药物较长时间持续性刺激穴位的双重作用直接作用于穴位局部。常用于治疗梨状肌综合征的注射药物有活血祛瘀药物，如复方丹参注射液、当归注射液等。

中药熏药、中药涂擦、中药热罨包等治疗，也是梨状肌综合征有效的治疗方法。

5. 西医封闭治疗及外科手术

梨状肌综合征治疗的根本目的在于消除梨状肌的炎性病变，解除梨状肌对坐骨神经的压迫，早期治疗可以使梨状肌的病变中止，不再对神经继续卡压。封闭疗法是一种常用的治疗方法，采用长针头在到达梨状肌附近，注入泼尼松龙、利多卡因，进行浸润。晚期无法通过保守治疗缓解者，可选用手术方法治疗，以解除压迫。在梨状肌止点部位切断腱性部分，进行梨状肌松解术，并进行坐骨神经的松解探查。

6. 日常锻炼及防护

梨状肌综合征的患者，平时可以进行腰背肌等核心肌群的功能锻炼。如五点支撑法、三点支撑法、飞燕式等。锻炼应遵循循序渐进的原则，以不劳累和不额外增加痛苦为度，注意防寒保暖，禁止做蛙跳动作。

第十二节　股骨头坏死

一、概述

股骨头坏死是临床常见的骨科疾病，是由于股骨头血供受损或中断，引起骨细胞和骨髓成分死亡及随后的修复，继而引起骨组织坏死，导致股骨头结构改变及塌陷，引起髋关节疼痛及功能障碍。流行病学调查显示，在我国大于15岁的人群中大约有800万人患有股骨头坏死。根据其诱因，可以分为创伤性股骨头坏死和非创伤性股骨头坏死两大类。创伤性股骨头坏死主要由股骨颈骨折、髋关节脱位、髋臼骨折等外伤引起；非创伤性股骨头坏死的病因则主要包括长期大剂量应用糖皮质激素、酗酒、减压病、自身免疫性疾病等，其中，糖皮质激素应用及酗酒是非创伤性股骨头坏死最常见的诱因。

二、病因病机

股骨头坏死在中医学中可归为"痹证""骨痹""骨痿""骨蚀"范畴，先天禀赋不足、跌扑损伤、感受外邪、饮食失调等均可引起该病。肾主骨生髓，肝主筋，肝肾亏虚，先天之精不足，无以生髓，骨失濡养，则骨骼脆弱，肝气衰，则筋不能动，如骨代谢异常、自身免疫性疾病等引起的股骨头坏死可由先天禀赋不足所致。《诸病源候论》指出："血之在身，随气而行，常无停积，若因坠落损伤，即血行失度，随伤损之处，即停积。"跌扑损伤，"筋骨差爻，举动不得，损后伤风湿，肢节挛缩，遂成偏废"（《仙授理伤续断秘方》），这些论述指出髋关节创伤后引起股骨头坏死的观点。激素、免疫抑制剂等药毒，可作为外邪，久服易伤肝肾，耗精伤髓，精伤髓枯，骨失濡养，久则骨痿不坚。嗜食肥甘厚味、恣酒无度，易生湿热，中伤脾胃，痰浊内生，阻滞脉络，"痹病以湿热为源，风寒为兼，三气合而痹"，痰瘀互结，再感受风、寒、湿等外邪，体虚无以祛邪外出，则成本虚标实之证，日久不愈，发而为痹。由此可见，本病病因病机复杂多变。

三、诊断要点

股骨头坏死的诊断应基于临床症状、体征、病史及辅助检查综合参考。

1. 临床症状、体征、病史

患者多以腹股沟、髋部和臀部疼痛为主，偶尔伴有膝关节疼痛，髋关节内旋活动受限。常有髋部外伤史、皮质类固醇应用史、酗酒史，以及潜水员等职业史。

2. X线检查

X线检查是最常用的辅助检查，推荐的基本体位为双髋正位和髋关节蛙位。早期可表现为硬化骨和囊性变；随着疾病进展，可出现"新月征"；在后期阶段，则可见股骨头塌陷、扁平，髋关节间隙明显变窄等。

3. MRI检查

MRI检查对股骨头坏死的诊断具有较高的敏感性，可作为ONFH早期诊断的金标准。在T1WI序列可表现为软骨下带状低信号，在T2WI序列可出现"双线征"。

4. CT检查

CT检查不能对股骨头坏死做出Ⅰ期诊断，但可清楚显示软骨下骨板断裂、坏死灶范围及修复情况等。

5. 放射性核素扫描

可对Ⅰ期诊断提供线索，敏感度高，但特异性不高。显示热区中有冷区提示股骨头坏死，但需MRI证实。

6. 数字减影血管造影

为侵入性检查，可表现为股骨头血供受损、中断或瘀滞，但不建议常规应用。

7. 病理检查

同样为侵入性操作，可表现为骨小梁的骨细胞空陷窝多于50%，且累及邻近多根骨小梁，骨髓坏死。

当患者具备相关临床症状、体征和病史，并符合上述任一辅助检查结果即可诊断为股骨头坏死。

股骨头坏死常用的分期方法包括Ficat分期、Steinberg分期、Pennsylvania分期、JIC分期和ARCO分期等。目前，国内较为常用的分期方法为ARCO分期，可用于临床诊断、评估治疗效果和预后。此外，我国专家根据临床实践，于2015年制定了股骨头坏死中国分期，推荐临床工作中与ARCO分期同时应用。

四、中医辨证论治

本病的病因病机复杂，目前对本病的中医辨证分型各家说法不一。综合历史文献，根据临床实践及地域特色，将本病分为湿热闭阻、寒湿闭阻、瘀血阻络、脾胃亏虚、肾阳亏虚、肝肾不足等证型进行论治，治疗上遵循骨伤科"病证结合、整体观念、动静统一、四诊合参"的基本原则。

1. 湿热闭阻型

证候：髋部或腹股沟处疼痛，身重体倦，胸膈痞闷，发热，面黄，目赤，无明显畏寒，口苦，口渴不欲饮，大便黏腻，溲黄。舌红，苔黄厚腻，脉弦数或滑数。

治法：分消湿热，温中健脾。

方药：葛花解醒汤加减（葛花15g，豆蔻15g，砂仁15g，党参15g，茯苓15g，猪苓10g，干姜6g，神曲6g，泽泻10g，白术10g，陈皮6g，木香6g，青皮6g）。

2. 瘀血阻络型

证候：髋部疼痛或刺痛，固定不移，夜间尤甚，肌肤甲错。舌暗或有瘀斑，脉沉涩或细涩。

治法：祛瘀通络。

方药：化瘀通络汤加减（川芎10g，黄芪30g，当归6g，白芍15g，柴胡6g，牛膝15g，威灵仙6g，防己6g，地龙6g）。

3. 寒湿闭阻型

证候：多表现为髋部重着冷痛，屈伸、旋转不利，遇寒则重，得温则减。舌淡，苔白腻，脉弦紧或弦滑。

治法：温经散寒，祛湿通络。

方药：加味蠲痹汤加减（羌活10g，防风10g，当归10g，黄芪30g，姜黄6g，炙甘草6g，白芍15g，党参15g，白术10g，茯苓15g，陈皮6g）。

4. 脾胃亏虚型

证候：髋部疼痛，活动不利，纳差，少气懒言，肢体倦怠，面色萎黄。舌淡胖、边有齿痕，苔白，脉细弱。

治法：健脾养血。

方药：自拟养人汤加减（黄芪30g，党参15g，熟地黄15g，丹参15g，扁豆10g，莪术10g，淫羊藿10g，石菖蒲10g，肉苁蓉10g，大枣10g，当归6g，砂仁6g）。

5. 肾阳亏虚型

证候：髋关节冷痛，畏寒怕冷，四肢发凉，神疲乏力，腰膝酸软，面色无华，阳痿早泄。舌淡，苔白，脉沉细。

治法：补肾助阳，通痹止痛。

方药：补肾通痹方加减（肉桂6g，肉苁蓉10g，干姜6g，桑寄生15g，淫羊藿15g，覆盆子15g，鸡血藤15g，羌活15g，葛根15g，宽筋藤10g，当归6g，甘草6g）。

6. 肝肾不足型

证候：髋部、腰膝酸痛，眩晕耳鸣，盗汗，手足心热，遗精。舌红，苔少或有剥苔，脉沉细或细数。

治法：滋补肝肾，益精养血。

方药：左归丸加减（熟地黄15g，菟丝子15g，牛膝15g，龟板胶10g，鹿角胶10g，山药15g，山茱萸10g，枸杞子15g，香附6g，丹参15g，鸡血藤15g，大枣10g）。

五、辅助药物治疗

1. 非甾体抗炎药

该类药物不能延缓疾病进展，主要通过抑制环氧化酶，阻止前列腺素合成，减少疼痛。常用的非选择性非甾体抗炎药主要有尼美舒利、双氯芬酸钠、布洛芬等，常用的选择性环氧化酶-2抑制剂则以塞来昔布为主。无明显合并疾病的中青年患者可选用非选择性非甾体抗炎药，如尼美舒利；而对于合并有消化道溃疡的患者则建议使用塞来昔布胶囊，同时可以联合使用奥美拉唑等质子泵抑制剂预防消化道溃疡。

2. 氨基葡萄糖类药物

该类药物理论上可以保护软骨，促进关节软骨修复，临床运用中无明显不良反应，在治疗股骨头坏死过程中可酌情使用。

3. 抗凝药物和抑制破骨细胞药物

根据文献研究，如低分子肝素等抗凝药物、二磷酸盐等调节破骨细胞功能药物可能对股骨头坏死有一定治疗作用，但未被广泛接受，故临床中较少应用。

在西药的辅助治疗方面，推荐选用一种非甾体抗炎药（尼美舒利分散片或塞来昔布胶囊）缓解疼痛，可配合氨基葡萄糖类药物（硫酸氨基葡萄糖）保护软骨，对于有消化道溃疡倾向的患者则尽量选用塞来昔布胶囊并加用奥美拉唑保护胃黏膜。长时间用药后应停药观察并注意复查肝肾功能。

六、非药物治疗

股骨头坏死通常进展较快，多数保守治疗患者可能需要手术治疗。手术方式主要包括保髋手术和人工髋关节置换术。保髋手术包括股骨头髓心减压术、前体细胞植入术、截骨术、不带血管骨移植术、带血管蒂骨瓣移植术、金属钽棒植入术等。对于早中期坏死且保守治疗效果不佳的患者，可采用保髋手术治疗，尽量避免或推迟髋关节置换手术。而对于股骨头塌陷明显、关节功能严重丧失的中晚期患者，则应选择人工髋关节置换术。

股骨头坏死患者应注意控制体重，戒酒，减少激素使用，控制脂代谢异常，并积极治疗与骨代谢异常相关的疾病。使用手杖或双拐以减轻患髋负重可以有效减轻患髋疼痛，同时，应注意避免撞击性或对抗性运动，减少患髋压力。目前应用较广泛的物理疗法有体外冲击波、高压氧等，这些物理疗法可以促进股骨头内血管形成相关因子、改善局部微循环及骨前体细胞的增殖和成骨分化的能力，且作为非侵入式的疗法较易被患者接受，可用于股骨头坏死的早期治疗。

由于股骨头坏死的病情相对复杂，临床应根据其病因病机、疾病分期及依从性等方面综合考虑，未病先防，已病防变，进行个体化治疗。治疗需要长期用药、定期复查，需要医患双方的密切配合，正确把握治疗时机，合理选择治疗方法。

第十三节　膝关节骨性关节炎

一、概述

膝关节骨性关节炎又称膝退行性关节病、增生性关节病，是一种临床常见退行性疾病，多见于中老年人群，呈慢性、进行性发展，早期累及软骨，以关节软骨退行性改变为核心，最终导致关节疼痛、畸形和功能障碍。流行病学调查结果表明，国内膝关节骨性关节炎的发病率为5.4%～30.5%。膝关节骨性关节炎的主要病理特点为关节软骨的变性破坏及骨质增生。临床上除有关节疼痛外，还能引起关节功能障碍甚至膝关节功能丧失而致残，严重时会影响老年人的活动能力和生活质量，成为社会和家庭的沉重负担。

中医学对于膝关节骨性关节炎虽然没有明确提出这个病名。但在中医经典著作及历代文献中有类似本病的记载，根据其病因病机和临床表现，应属于中医学"痹证""骨痹""膝痹""历节""鹤膝风""痿证"或"痿痹"等范畴。《素问·痹论》曰："风寒湿三气杂至，合而为痹也。"《素问·长刺节论》曰："病在骨，骨重不可举，骨髓酸痛，寒气至，名曰骨痹。"《金匮翼·痹证统论》云："痛痹者，寒气偏胜，阳气少，阴气多也。夫宜通而塞，则为痛。痹之有痛，以寒气入经而稽迟，泣而不行也。"《景岳全书·风痹》亦曰："痹者，闭也。

以气血为邪所闭，不得通行而病也。"国家中医药管理局发布的中医诊疗方案中称之为"膝痹病"。

二、病因病机

1. 中医病因病机

膝关节骨性关节炎属中医学的"膝痹病"范畴。《黄帝内经》最早论述了痹病的病因病机及其分类，明确提出老年人久患腰膝疼痛，是肝肾两虚的表现。中医学认为随着年龄增大，人至中年后，肝肾渐亏，筋骨失养，难以充盈筋骨，骨枯则髓减，因而骨质脆弱，长期超负荷负重，骨骼进而变形，筋骨不得滋润则出现关节疼痛，活动不利，又肝肾不足日久必累及气血亏虚，故膝关节骨性关节炎的病因病机为本虚标实，以肝肾不足，正气亏虚为本，感受风、寒、湿、热，气滞血瘀为标。肝肾不足、正气亏虚是本病发生的根本原因，体虚腠理空疏，营卫不固，为感邪创造了条件。《诸病源候论·风湿痹候》云："由血气虚，则受风湿。"《济生方·痹》也说："皆因体虚，腠理空疏，受风寒湿气而成痹也。"

2. 西医病因病理

膝关节骨性关节炎的病因迄今尚未完全明了。它的发生发展是一种长期、慢性、渐进的病理过程。诸如软骨营养、代谢异常；生物力学方面的应力平衡失调；生物化学的改变；酶对软骨基质的异常降解作用；累积性微小创伤；肥胖、关节负载增加等因素。一般认为是多种致病因素包括机械性和生物性因素的相互作用所致。其中年龄是主要高危因素，其他因素包括外伤、肥胖、遗传、炎症、代谢等。

膝关节骨性关节炎分为原发性和继发性两类。

原发性膝关节骨性关节炎指发病原因不明，患者没有创伤、感染、先天性畸形病史，无遗传缺陷，无全身代谢及内分泌异常，其发生是随着人的年龄增大，关节软骨退变脆弱，软骨不能承受不均匀压力而出现破坏，加之关节过多活动，易发生膝骨关节病。多见于50岁以上的中老年人。

继发性膝关节骨性关节炎指由于关节畸形、创伤、疾病（感染、发育或代谢疾病等）等原因造成关节软骨的损害，在关节局部原有病变的基础上发生的膝关节骨性关节炎。最早、最主要的病理变化发生在关节软骨。首先关节软骨局部发生软化、糜烂，导致软骨下骨外露。随后继发骨膜、关节囊及关节周围肌肉的改变，使关节面上生物应力平衡失调，形成恶性循环，不断加重病变。

三、诊断要点

1. 临床表现

膝关节骨性关节炎主要症状是疼痛、肿胀、畸形和功能障碍等。

疼痛：多为钝痛，伴沉重感、酸胀感或僵滞感，活动不适。也有伴发肿胀红热呈急性炎症反应者。疼痛特点具有"痛—轻—重"的规律。疼痛多与气温、气压、环境、情绪有关，秋冬加重，天气变换时加重。

肿胀：既可以是关节积液所致，也可以由软组织变性增生，如滑膜肥厚、脂肪垫增大等，甚至是骨质增生、骨赘引起。较多见的是上述两种或三种原因并存。以髌上囊及髌下脂肪垫肿胀较多见，也可以是全膝肿胀。

畸形：以膝内翻畸形最为常见，甚者伴有小腿内旋。另一个常见畸形是髌骨力线不正，或髌骨增大。

功能障碍：包括关节僵硬、不稳，活动范围减少，以及生活和工作能力下降等。

查体见关节肿胀，肌肉萎缩，关节间隙压痛，偶见关节运动受限。屈伸膝关节有粗糙、碎裂样或捻发样摩擦感，可闻及关节弹响。挺髌试验阳性等。

2. 影像学及其他检查

（1）X线检查：膝关节骨性关节炎早期仅有软骨退行性改变时，X线片可能没有异常表现。病程发展，随后关节间隙狭窄、软骨下骨板硬化和骨赘形成是膝骨关节病的基本X线特征。

（2）实验室检查：血常规多正常。少数患者血沉稍快，但很少超过30mm/h。C-反应蛋白（CRP）轻度升高；类风湿因子阴性，如阳性滴度多小于1：40。

关节液检查，白细胞可见升高（小于$1.0 \times 10^9 / L$），偶见红细胞。关节液增多，清晰微黄，黏蛋白凝固良好。

3. 诊断标准

参照中华医学会骨科学分会《骨关节炎诊治指南（2018年版）》：

（1）近1个月内反复膝关节疼痛。

（2）X线片（站立或负重位）示关节间隙变窄、软骨下骨硬化和/或囊性变、关节缘骨赘形成。

（3）中老年患者（≥50岁）。

（4）晨僵≤30min。

（5）活动时有骨摩擦音（感）。

注：满足诊断标准1+（2、3、4、5中的任意2条）可诊断膝关节骨性关节炎。

4. 分级

骨性关节炎放射学病情分级标准（Kellgren/Lawrence法），将膝关节骨性关节炎分为以下五级。

0级：正常；

Ⅰ级：关节间隙可疑变窄，可能有骨赘；

Ⅱ级：有明显骨赘，关节间隙可疑变窄；

Ⅲ级：中等量骨赘，关节间隙变窄较明显，有硬化性改变；

Ⅳ级：大量骨赘，关节间隙明显变窄，严重硬化性病变及明显畸形。

四、中医辨证治疗

方坚教授根据几十年的临证经验，结合岭南地处亚热带地区，气候潮湿炎热的特点，总结膝痹病的主要病机是本虚标实，外邪闭阻，筋骨失养。本虚是肝肾不足、正气亏虚，这是膝痹病发生的根本原因，标实是风、寒、湿邪入侵或湿热下注，瘀血闭阻经络，致使筋脉关节失养发病。辨证治疗应抓住其"本虚标实"的特点。缓解期多见肝肾亏虚，或夹有瘀阻脉络；急性发作期多见风寒湿痹或湿热下注，其中风湿痹因风、寒、湿邪偏重不同，又分为行痹、着痹、痛痹三型。将膝痹病分为肝肾亏虚、瘀血闭阻、风寒湿痹、风湿热痹4个主要证型。

1. 肝肾亏虚型

证候：膝部隐隐作痛，反复发作，酸软无力，关节变形，或有膝内翻，或筋骨外移，伴有耳鸣，腰酸。舌质淡，苔白，脉细或弱。

治法：补益肝肾，通络止痛。

方药：自拟养筋汤加减（五加皮6g，鸡血藤15g，枸杞子15g，宽筋藤15g，骨碎补10g，柴胡10g，羌活6g，当归6g，桑寄生15g，葛根10g，木瓜10g）。

2. 瘀血闭阻型

证候：关节疼痛，犹如针刺，痛有定所，固着不移，负重或劳累后则痛势增剧，骨节僵硬，屈伸不利，举动困难。舌淡，苔薄白，脉沉细弱或细涩。

治法：活血通络，通痹止痛。

方药：化瘀通络汤加减（当归6g，赤芍15g，川芎6g，红花6g，牛膝10g，威灵仙6g，柴胡10g，防己6g，地龙6g）。

3. 风寒湿痹型

证候：膝部肿胀，膝关节内有积液，膝部酸重沉着，活动不便，疼痛缠绵，阴雨寒湿天气加重。舌质淡红，苔薄白腻，脉濡缓。

治法：祛风胜湿，温经通络。

方药：加味蠲痹汤加减（甘草6g，白芍15g，羌活10g，姜黄6g，当归6g，防风10g，黄芪30g，党参15g，茯苓15g，白术10g，炙甘草6g，陈皮6g）。

4. 风湿热痹型

证候：膝痛，红肿、灼热、疼痛，甚至痛不可触，得冷则舒，得温痛剧，痛不可近，关节不能活动，可伴全身发热，或皮肤红斑、硬结，小便黄赤。舌红，苔黄或腻，脉滑数。

治法：清热利湿，通络止痛。

方药：自拟三四汤加减（熟地黄15g，当归6g，白芍15g，川芎6g，黄柏10g，苍术10g，牛膝15g，薏苡仁20g，海风藤15g，络石藤15g，石楠藤15g，忍冬藤15g）。

五、辅助药物治疗

（一）消炎止痛药

1. 对乙酰氨基酚（扑热息痛）

其疗效与布洛芬和萘丁美酮相当。因此，考虑到有效性、安全性和费用，对乙酰氨基酚应作为一线的骨关节炎治疗用药，而新制剂百服宁薄膜衣片更减轻了胃肠刺激反应。

2. 非甾体抗炎药

止痛作用主要是因为它们可抑制环氧化酶，进而抑制了具有止痛作用的前列腺素合成，还可抑制中性粒细胞功能，使氧自由基的生成减少，白细胞向内皮细胞的黏附减少、趋化作用下降。常用的有阿司匹林、布洛芬、芬必得、尼美舒利分散片、吲哚美辛、吡罗昔康、塞来昔布、帕瑞昔布等。它们的共同作用是抑制环氧化酶，使花生四烯酸不能转化为前列腺素从而起到消炎止痛作用。此外，抑制环氧化酶-1在组织的表达，会影响其介导的生理功能，如保护胃肠黏膜内层、限制胃酸分泌、血小板聚集等，造成肠胃道反应，甚至溃疡、上消化道出血和穿孔；抑制环氧化酶-2的表达，减少病理状态下前列腺素的合成，起到抗炎、止痛和抗高热效应，但也会增加心血管风险。

使用非甾体抗炎药应注意：①用药宜个体化。②一种药物疗效不佳或有副作用，可试用另一种。③不要同时服用两种或两种以上的非甾体抗炎药。④对于大多数年轻的服用非甾体抗炎药患者，可以使用非选择性非甾体抗炎药，如尼美舒利分散片；而对老年人，尤其是有上消化道出血或其他胃肠道事件的患者，建议使用选择性环氧化酶-2抑制剂，如塞来昔布胶囊，但应警惕发生心血管负性事件。

（二）改善病情类药物及软骨保护剂药物

双醋瑞因、氨基葡萄糖、鳄梨大豆未皂化物、多西环素等。此类药物在一定程度上可延缓病程、改善患者症状。双醋瑞因具有结构调节作用。

（三）关节腔注射

1. 透明质酸钠

关节腔内注射，每周1次，共5次。偶有注射后关节肿痛，故注射后头2天应减少活动。是关节黏弹性补充剂，可缓解关节疼痛，增加关节润滑。

2. 糖皮质激素

可于关节内或关节周围压痛点注射，治疗顽固性关节肿痛或复发性关节积液。对非甾体抗炎药药物治疗4~6周无效的严重膝关节骨性关节炎或不能耐受非甾体抗炎药药物治疗、持续疼痛、炎症明显者，可行关节腔内注射糖皮质激素。但若长期使用，可加剧关节软骨损害，加重症状。因此，不主张随意选用关节腔内注射糖皮质激素，更反对多次反复使用，一般每年最多不超过3~4次。

六、非药物治疗

1. 被动运动

对于不能起床的膝关节骨性关节炎患者，这种运动用得最多，并可作为主动运动的准备或用于禁忌做主动性肌肉收缩的患者。练习时，患者应完全放松，由操作者帮助关节运动。

2. 等长性肌肉收缩

这就是所谓的将股四头肌肉"绷紧"。此时，肌肉虽然收缩，但关节并无运动，每天多次重复练，较之每天一次，效果更佳。这种练习适用于膝关节疼痛、肿胀的患者。对某些患者，这种练习不仅合理而且效果很好，特别在严重关节损害时，负重抬举的抗阻力练习会引起疼痛，因而禁忌，此时，都能很好耐受等张性肌肉收缩。

3. 辅助运动

在医护人员或器械的帮助下（如膝关节CPM功能锻炼），患者做最大努力运动患膝，依靠轻柔外力，使关节超过自身肌肉收缩所能达到的运动范围，这就是辅助运动。一般在开始时，操作者帮助患者运动，但在运动结束时，不应当用过度的力量。练习后，可能稍有疼痛，但一般不应超过2小时。

4. 主动运动

这是一种由患者自己进行的膝关节练习，包括关节运动（不受重力影响：卧床时蹬腿动作，每天3组，每组20~40次），抗重力或体操。患者进行主动运动时，应特别注意训练一组肌肉或肌肉的协调动作，如股四头肌和股二头肌。

5. 患者健康教育

控制体重，减少不合理的运动，适量活动，避免不良姿势，避免长时间跑、跳、蹲，减少或避免爬楼梯；适当的有氧锻炼（如游泳、自行车等）及必要的时候使用手杖、拐杖、助行器等减少受累关节负重有助于病情康复。

6. 针灸和物理治疗

针灸包括灸法、穴位注射疗法、温针法；物理治疗包括蜡疗、激光照射、超声波疗法、中频电疗、磁疗等方法。

7. 推拿治疗

手法有拇指推揉法、弹拨肌筋法、捏推髌骨法、关节扳屈法、牵引法、点按法、捶击法、屈伸法、松筋解凝法、弹拨法等。

8. 外科手术治疗

膝骨关节病外科治疗的目的包括：进一步协助诊断，减轻或消除疼痛，防止或矫正畸形，防止关节破坏进一步加重，改善关节功能，综合治疗的一部分。

手术指征包括：

（1）反复发作的膝关节肿痛、关节积液，非手术疗法疗效欠佳。

（2）膝关节活动功能因骨赘或关节肿痛已有不同程度限制者。

（3）因先天或后天性关节畸形导致膝关节骨性关节炎，症状呈进行性加重趋势。

（4）膝关节骨性关节炎伴关节内游离体。

（5）原发性膝关节骨性关节炎及各种疾病所致的继发性膝关节骨性关节炎，关节严重损坏，已改变肢体负重力线，如膝外翻、膝内翻等。

（6）关节肿痛严重，且已呈持续性，影响日常工作及生活，久治不愈者。

（7）X线片显示受累关节已呈晚期改变者。

外科手术方法包括：

（1）膝关节镜下游离体摘除术或关节清理术。

（2）膝关节周围截骨术。

（3）膝关节成形术：人工全膝关节置换术或人工单髁置换术等。

总之，膝关节骨性关节炎的治疗，采取综合治疗的方法比单一疗法有效，于疾病缓解期，以功能锻炼及保养为主，配合理疗、按摩、针灸及药物、控制体重及改善生活和运动方式。而急性发作期，以药物内服外用、理疗、适当休息及缓和得法的锻炼，也可配合按摩、针灸等。对于非手术治疗效果欠佳者，亦可考虑外科手术治疗，依据引起症状的原因不同而采用不同的术式，如关节清理术，膝关节周围截骨术，严重者可用单髁膝关节置换或全膝关节表面置换术等。

第十四节　痛风性关节炎

一、概述

痛风是一种单钠尿酸盐沉积所致的晶体相关性关节病，与嘌呤代谢紊乱及尿酸排泄减少所致的高尿酸血症直接相关。痛风特指急性痛风性关节炎和慢性痛风石疾病，可并发肾脏病变，重者可出现关节破坏、肾功能损害，常伴有高脂血症、高血压病、糖尿病、动脉硬化及冠心病等。其发病率呈逐年增高趋势。痛风治疗的目的是迅速有效地缓解和消除急性发作症状、预防急性关节炎复发、降低血尿酸，消除病因。

中医对痛风的认识最早可追溯到《黄帝内经·灵枢》，把痛风称为"贼风"，《素问·痹论》把痛风列为"痹证"，并对其病因、病机、证候分类及预后等有详尽的论述。在中国历代古籍文献中，对痛风的记载相关病名有"贼风""痹证""风湿热痹""历节""白虎历节""历节风"等。元代朱丹溪著于1347年的《格致余论》最先提出

"痛风"的病名。

东汉时期张仲景撰写的《金匮要略》首先论及该病的临床表现"诸肢节疼痛，身体尪羸，脚肿如脱，头眩短气，温温欲吐""……独足肿大，黄汗……便为历节也"。明代张介宾刊于《景岳全书·风痹》中风痹治法有清热之法，"若以风胜而兼微火者，宜大秦艽汤或九味羌活汤之类主之……然又有湿热之为病者，必见内热之证，滑数之脉，方可治以清凉，宜二妙散及加味二妙丸，当归拈痛汤之类主之"。清代沈金鳌对痛风的描述："白虎历节风痛，痹之一证也，以其痛甚如虎咬，故曰白虎历节。"其描述痛风的疼痛状如遭白虎撕裂啃噬之椎心痛苦，其皆源于风寒湿入经络，致气血凝滞，津液稽留，荣卫之气阻碍难行，正邪交战，故作痛不止也。

二、病因病机

中医认为痛风形成的主要因素：一是外因，即感受风、寒、湿、热等外邪的侵袭，使气血运行不畅，邪气凝聚于关节经络而致病；二是内因，即机体的体质因素所决定。

中医古今皆名为"痛风"，属中医学"痹证"范畴。痹者，其含义为闭之意，是由风、寒、湿三气杂合，"壅闭经络，血气不行"所形成。其中三气，风、寒、湿之一有所偏胜，则反映症状亦各异。如风邪偏胜则为"行痹"，其痹证病因在于风，而寒、湿则为次因；如寒邪偏胜则为"痛痹"，其痹证病因在于寒，而风、湿则为次因；如湿邪偏胜则为"着痹"，其痹证病因在于湿，而风、寒则为次因。是故痛风之发作是经由风、寒、湿、热、痰、瘀等邪气交错作用，也有正气之不足的内因使然。肾虚、脾失健运是另一重要因素，因此属内外合邪的复杂病理状态。

自古至今，经过几千年临床累积丰富的经验与验证，从各医家、学者文献中综合，中医认为痛风发生的主要病因病机是：

（1）肝、脾、肾功能失调为本：在于先天不足，脾肾功能失调，外邪闭阻于肢体、经络，使气血运行失畅所致。肝肾亏虚，脾失健运为本。

（2）与遗传、体质、饮食、外感、环境、情志、劳倦等因素有关。

（3）痰饮、瘀血、浊毒内蕴为标，即风寒湿热、痰浊、瘀血闭阻经脉为不通则痛，本虚标实之证。

（4）风寒湿热之感邪性质不同，或有偏盛，其临床表现亦各异，风邪偏盛者为"行痹"，寒邪偏盛者为"痛痹"，湿邪偏盛者为"着痹"。其病位在于肌表经络，继而深及筋骨，日久伤及脾肝肾。

三、诊断要点

痛风分类（诊断）标准

1. 关节液中有特征性尿酸盐结晶。

2. 用化学方法或偏振光显微镜证实痛风结节中含尿酸盐结晶。

3. 具备以下12条中6条或6条以上者。

（1）急性关节炎发作多于1次。

（2）炎症反应在1天内达高峰。

（3）急性单关节炎发作。

（4）患病关节可见皮肤呈暗红色。

（5）第一跖趾关节疼痛或肿胀。

（6）单侧关节炎发作，累及第一跖趾关节。

（7）单侧关节炎发作，累及跗骨关节。

（8）有可疑痛风结节。

（9）高尿酸血症。

（10）X线摄片检查显示不对称关节内肿胀。

（11）X线摄片检查显示不伴侵蚀的骨皮质下囊肿。

（12）关节炎发作期间关节液微生物培养阴性。

符合以上1、2、3条中任何一个条件者即可诊断为痛风。

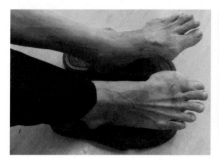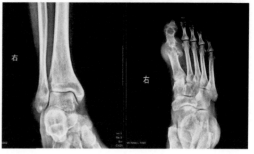

图2-2　痛风患者足部图

四、中医辨证论治

痛风归属于中医学的痹证范畴，根据辨证论治的原则，痛风的治疗应以急性期治标，缓解期治本为原则，标本兼治，以机体病理整体观追溯病源，平衡阴阳表里、寒热虚实，调理五脏六腑。在论治中因邪之不同而分别佐以祛风、散寒、祛湿、祛瘀通络等法。

方坚教授根据临床经验，结合历史文献研究，认为岭南地处亚热带地区，气候潮湿炎热，三因制宜，并将本病的治疗分为急性期五证及缓解期三证。

（一）痛风急性期

1. 寒湿闭阻型

证候：肢体关节疼痛剧烈，红肿不甚，得热则减，关节屈伸不利，局部有冷感。舌淡红，苔白，脉弦紧。

治法：温经散寒，祛风化湿。

方药：乌头汤加减（麻黄6g，白芍15g，黄芪30g，炙甘草15g，川乌6g）。

2. 湿热闭阻型

证候：关节红肿热痛，肿胀疼痛剧烈，筋脉拘急，手不可近，更难下床活动，日轻夜重。舌红，苔黄，脉滑数。

治法：清热除湿，活血通络。

方药：自拟三四汤加减（熟地黄15g，当归6g，白芍15g，川芎6g，黄柏10g，苍术10g，牛膝15g，薏苡仁20g，海风藤15g，络石藤15g，石楠藤15g，忍冬藤15g）。

3. 瘀血阻滞型

证候：历时较长，反复发作，骨节僵硬变形，关节附近呈暗红色，疼痛剧烈，痛有定处。舌暗有瘀斑，脉细涩。

治法：活血化瘀通络。

方药：身痛逐瘀汤（秦艽10g，川芎6g，桃仁15g，红花6g，甘草6g，羌活6g，没药6g，当归6g，五灵脂6g，香附3g，牛膝9g，地龙6g）。

4. 肝郁乘脾型

证候：头眩，胸闷憋气，烦躁易怒，脘腹胀满，肢节酸楚，肿胀，结节，下肢沉重，精神紧张加重。舌红，苔薄，脉弦数。

治法：疏肝解郁，健脾祛湿。

方药：逍遥散［柴胡12g，当归10g，白芍15g，白术15g，茯苓15g，生姜15g，薄荷（后下）10g，炙甘草6g］。

5. 肝肾亏虚型

证候：痛风日久，关节肿胀畸形，不可屈伸，伴疼痛、腰膝酸软，肢体活动不便，遇劳遇冷加重，时有低热，畏寒喜暖。舌淡，苔薄白，脉沉细数或沉细无力。

治法：祛风湿，止痹痛，益肝肾。

方药：独活寄生汤（独活10g，桑寄生15g，杜仲15g，牛膝15g，细辛3g，秦艽10g，茯苓15g，肉桂6g，防风15g，川芎6g，党参15g，甘草6g，当归6g，白芍15g，地黄15g）。

（二）痛风缓解期

1. 脾虚湿阻型

证候：关节酸楚沉重、疼痛部不移。关节畸形、僵硬，有痛风石，自觉气短，纳呆不饥。舌淡红，苔白腻，脉濡而小数。

治法：健脾祛湿，泄浊通络。

方药：参苓白术散〔党参15g，甘草6g，白术15g，山药15g，莲子10g，薏苡仁30g，砂仁（后下）6g，桔梗10g，白扁豆10g，茯苓15g〕。

2. 脾肾不足型

证候：痛风诸症缓解，但仍腰酸膝冷，畏寒水肿。

治法：健脾护肾，祛湿扶正。

方药：加味蠲痹汤（甘草6g，白芍15g，羌活10g，姜黄6g，当归6g，防风10g，黄芪30g，党参15g，茯苓15g，白术10g，炙甘草6g，陈皮6g）。

3. 正虚邪恋型

证候：关节炎症和体征已经消失，血尿酸仍增高，神疲乏力。舌淡，苔白，脉细弱或濡弱。

治法：温肾壮阳，温煦经脉。

方药：自拟养肾方加减（锁阳10g，乌药6g，熟地黄15g，丹参15g，金樱子10g，覆盆子10g，肉苁蓉10g，泽泻10g，枸杞子15g，茯苓10g，车前子10g）。

五、辅助药物治疗

治疗原则为尽早明确诊断，及时治疗；平时忌口控制尿酸，以防急性痛风性关节炎发作；预防急性痛风性关节炎复发；降低血尿酸，防止或逆转尿酸盐到皮肤、关节、肾脏沉积所引起并发症；预防尿酸性肾结石形成，防止肾功能的损害；同时治疗糖尿病、肥胖、高血压、血脂异常等合并病症。

（一）急性痛风性关节炎治疗

应卧床休息以药物治疗，必须及时有效地控制，使用抑制尿酸合成或促进尿酸排泄药物，以防病情迁延。其常用药物如下。

1. 秋水仙碱

因能减少或终止白细胞或滑膜内皮细胞吞噬尿酸盐后分泌的趋化因子故有抗炎止痛之特效。是痛风急性关节炎期控制症状首选用药。口服法：0.5mg/h或1mg/2h，总量4～8mg/天，持续1～2天。副作用：秋水仙碱毒性大，不良反应如恶心、腹泻、肝损害、骨髓抑制及脱发等副作用。若无效者，应改用非甾体抗炎药。

2. 非甾体抗炎药

药性作用较为温和，已逐渐取代秋水仙碱，常用药物如下。

（1）吲哚美辛：抗炎作用佳，并有促进排出尿酸作用。用法：开始剂量50mg口服，每6小时1次，症状缓解后减为25mg，每天2～3次，5～7天后停服。副作用：该药胃肠道副作用较大，有消化道活动性溃疡，消化道出血的患者禁用。

（2）保泰松：有抗炎和促进尿酸排泄作用。用法：起始剂量0.2～0.4g，以后0.1g/4～6h，缓解后，0.1g每天3次。副作用：有胃炎、水钠潴留、白细胞及血小板减少症，消化性溃疡、心功能不全者忌用。

（3）其他非甾体抗炎药：如布洛芬、萘普生、尼美舒利等。

3. 糖皮质激素或促肾上腺皮质激素（ACTH）

若上述治疗无效或严重不良反应者，可短程使用ACTH或糖皮质激素。ACTH 25U静脉滴注或40U~80U肌内注射。琥珀酸氢化可的松200mg静脉滴注，每天1次。泼尼松30mg/天，长期使用易使血压、血糖升高。

（二）间歇期及慢性期治疗

防止诱发因素，低嘌呤饮食，多饮水，避免痛风发作。旨在控制血尿酸水平，保护肾功能。常用降尿酸药主要包括如下两类。

1. 抑制尿酸生成药物

别嘌醇：本药能竞争性抑制黄嘌呤氧化酶，使次黄嘌呤和黄嘌呤不能转化为尿酸，致尿酸生成减少，降低血尿酸浓度，促进痛风石溶解，抑制痛风石和肾尿酸性结石生成。用法：100mg每天3次，可增至200mg每天3次。平均连服4周，血尿酸显著降至正常值。

2. 促进尿酸排泄药物

（1）苯溴马隆：为强有力的利尿酸药，在欧洲广泛应用已有多年，每天1次25～100mg，毒性作用轻微，不影响肝肾功能，很少发生皮疹、发热，但可有胃肠道反应、肾绞痛及激发急性关节炎发作。用法：对高尿酸血症，开始治疗每天早晨服用50mg，1～3周后依血尿酸值调整用量，维持剂量每天50～100mg。

（2）羧苯磺胺（丙磺舒）：主要抑制肾小管对尿酸的再吸收而起利尿酸作用。为防止尿酸自肾脏大量排出时有引起肾脏损害及肾结石的副作用，应用此药常自小剂量开始，初用0.25g每天2次，两周内增至0.5g每天3次，最大剂量每天不超过2g，约5%患者发生皮疹、发热、肠胃刺激、肾绞痛等副作用。

六、非药物治疗

1. 饮食疗法

饮食控制很重要，避免进食高嘌呤饮食。

（1）食用低嘌呤食物，避免高嘌呤饮食：低嘌呤类如奶制品、蛋类、卷心菜、刀豆、西红柿、西葫芦、花生、核桃等；高嘌呤类如动物内脏、肉类、啤酒、虾蟹、贝壳海鲜、沙丁鱼等海产物、豆科类及其制品等。

（2）平常多食用海带及新鲜水果蔬菜（如莲藕、芹菜、番茄、茄子、黄瓜、胡萝卜、凤梨、樱桃等）可降低尿酸。

（3）低热量饮食：因嘌呤堆积易肥胖，加重病情，限制总热量摄入并禁酒。

（4）忌高脂、高糖饮食。

（5）痛风患者要求多饮水，以便增加尿量，促进尿酸排泄。适当饮水还可降低血液黏度，对预防痛风合并症（如心脑血管病）有一定好处。

2. 多休息和运动

痛风急性期应卧床休息，以利患肢炎症消退，减轻疼痛。发作间隙多运动有助改善关节血液循环，减少急性痛风发作。

第十五节　跟痛症

一、概述

跟痛症是由系列疾病导致的足跟部疼痛症候群，好发于中老年人，尤其是运动员及肥胖者，男性多于女性，男女之比为2∶1，可一侧或两侧同时发病。按部位可把跟部疼痛分为跟跖侧疼痛和跟后部疼痛。跟骨是足部骨负重最大的骨，负重面积大，并参与足弓形成，是内、外侧纵弓后端共同支撑点，承受身体重量压迫，易发生劳损和退行性变而致本病。发病因素有：足底跖筋膜炎、跟骨脂肪垫病变、跟骨骨刺、神经卡压、足底长韧带损伤、跟骨上滑囊炎及跟骨下滑囊炎。患者因足跟痛不敢着地，甚则跛行，影响日常生活和工作。跟痛症的治疗由于其病因多样，发病机制不明，多种学说并存，所以治疗方法多样，疗效报道不一，且复发率较高，严重者可发展为顽固性跟痛症。

跟痛症在祖国传统医学中归属于"痹证""筋伤"范畴，中医学里并未提及"跟痛症"的病名。《针灸甲乙经》记载："足太阴之下，血气盛则跟肉满，踵坚，气少血多则瘦，跟空，血气皆少则善转筋，踵下痛。"这里的"踵下痛"与"跟痛症"类似。同时说明足太阴脾经乃气血化生来源，气血充足则跟肉满坚，气血亏虚则跟肉瘦空，气血的盛衰对引发足跟痛颇有影响。隋代巢元方的《诸病源候论》道："脚根颓者脚跟忽痛，不得着地方，世俗呼为脚根颓。"这里描述了"脚根颓"（跟痛症）的具体临床表现 。《丹溪心法》及历代各医家均称跟痛症为"足跟痛"。清代吴谦的《医宗金鉴》云："此症生于足跟，顽硬疼痛不能步履，始着地更甚，由脚跟着冷或遇风侵袭于血脉，气血瘀滞而生成。"明确描述了跟痛症的发病部位、临床症状及致病因素。清代张璐的《张氏医通》叙："肾脏阴虚者，则足胫时热而足跟痛……阳虚者，则不能久立而足跟痛……"可知跟痛症与肾精亏虚，气血不足密切相关。

二、病因病机

中医认为跟痛症作为一种骨关节疾病，在其发病过程中，"风寒湿三气杂至，合而为痹"，为痹证总的外因。《素问·六节藏象论》曰"肾者……其充在骨"，《素问·宣明五气篇》书"肾主骨"，《素问·阴阳应象大论》指出"肾生骨髓""在体为骨"。肾中之精，得益于先天之精与后天之精的共同濡养，先天之精与后天之精二者虽来源不同，但均为人体最基本的物质基础，肾中精气充足，则化生有源，骨髓得以充养；肾中精气亏虚，化生乏源，骨髓失于充养。肝五行属木，肝主筋，藏血，肝木得肾水，筋骨得以濡养，肾中精气充足，则血液化生有源，筋骨得以滋润，关节运动灵活滑利，外邪得以抵抗而无以侵袭。肾精亏虚，则血液化生乏源，筋骨失养，四肢拘急、麻木不仁。

《黄帝内经》云："风寒湿三气杂至，合而为痹。"讲述了痹证成因

120

与风、寒、湿邪的入侵关系密切。《伤寒论·辨太阳病脉证并治》云："风湿相搏，骨节烦痛，掣痛不得屈伸，近之则痛剧，汗出短气，小便不利，恶风不欲去衣，或身微肿者，甘草附子汤主之。"说明了风、寒、湿邪内侵于骨节之间，筋骨活动屈伸不利而致痹。湿邪胜则必为肿，湿邪发为痹，重浊而麻木，风寒之邪结聚湿邪，下行流注于经络跟骨关节，致使经脉凝滞，足跟部痛甚。《素问·痹论》曰"所谓痹者，各以其时，重感于风寒湿之气也"明确了五脏之气中，各守其时，冬季肾气最旺，寒气为主，风寒湿邪发于冬季，肾脏必先受之，肾以主骨，则骨节酸痛，筋骨关节屈伸不利。中医学认为足跟痛的发病不仅与肝肾亏虚及风、寒、湿邪闭阻关系密切，同时血脉瘀阻亦会引起局部不通而痛。《灵枢·营卫生会》道："老者之气血衰，其肌肉枯，气道涩。"机体年迈，肝肾不足，气血化生乏源，血脉不充，脉道不得濡养，血液艰涩难行，发而为血瘀。

三、诊断要点

（一）特点

1. 症状

通常无外伤史，患者诉疼痛呈灼痛状，随着病程的推移疼痛逐渐加重，尤其在负重爬楼或跑步、跳跃后出现。跟部脂肪垫病变多由外伤或寒冷潮湿引起，主要为跟骨底面疼痛，老年人伴不同程度的脂肪纤维垫萎缩变薄。跟骨骨刺多见于45岁以上中老年人，女性多于男性。起病缓慢，可有数月或数年的病史，疼痛多发生在一侧或两侧。跟骨跖侧疼痛，常发生于早晨起床后开始踏地时，或久卧、久坐后突然站立时疼痛加重，行走片刻后疼痛可逐渐减轻。跖筋膜炎所致疼痛于晨起后足跟着地时感疼痛，行走后有轻度缓解，再休息后可明显减轻或完全缓解，疼痛的性质为刺痛。

2. 体征

压痛是临床最常见、诊断最可靠的体征。跖筋膜的慢性炎症是此神经卡压的重要前置因素。由于损伤所致的跟下脂肪垫炎症，压痛点位于内侧跟结节外侧，不累及跖筋膜及其附着点。跟骨骨刺引起的压痛点多在跟骨内侧，但与骨刺的部位并无明显对应关系。跖筋膜炎所致压痛点局限于跟骨结节中央及跖筋膜附着处，其他部位无压痛。

3. 鉴别诊断

（1）跟骨囊肿：X线片可显示诊断。

（2）跟骨的应力骨折：压痛在跟骨体部后方，X线片及CT冠状位可明确诊断。

（3）跗管综合征：灼痛可放射至足趾断面，合并灼性神经痛、感觉过敏、运动及感觉障碍。如蒂内尔征阳性可提示神经卡压。

（4）全身性疾病：如红斑狼疮、痛风、强直性脊柱炎、莱特尔综合征等，可做血液生化检查排除。

（5）高弓足：足跟过度旋前，足纵弓加高。

（二）诊断标准

1. 跖腱膜炎

（1）患者有长时间站立或活动过多等劳损病史。

（2）晨起时疼痛明显，部分患者活动后可减轻；但多数患者过多行走、负重后疼痛加重，跑跳可引起剧烈疼痛。

（3）足跟下前方疼痛或足心疼痛向前放射，足底有胀裂感，跟骨前下方有针刺样疼痛。

（4）压痛点局限于跟骨前下结节及跖筋膜附着处，其他部位无压痛。

（5）X线片在腱膜跟骨附着处有钙化影。

2. 跟骨下脂肪垫炎

特点为跟跖侧疼痛，不能穿硬底鞋。站立或行走时跟骨下方疼痛，有僵硬肿胀感，压痛明显，压痛点在跟下负重区及其内侧。X线片可见跟骨负重区下方的软组织影像密度增高。

3. 足底长韧带损伤

表现为足底长韧带走行区域的压痛。

4. 跟骨上滑囊炎与跟骨下滑囊炎

跟腱附着处疼痛、肿胀，压痛明显。有的跟腱增粗变大，有摩擦感。踝关节背伸、跖屈时疼痛加重，不能踮脚。走路多时可因鞋的摩擦而加重疼痛。部分患者的X线片可见局部钙化影。

四、中医辨证论治

本病属本虚标实之证，临床当以滋补肝肾、扶正祛邪为基本大法。在跟痛症的中医辨证方面，常分为肾阳亏虚、肝肾亏虚、脾胃亏虚、湿热下注、气血亏虚证型。在论治中因邪之不同而分别佐以祛风、祛湿、清热、祛瘀通络、益气养血等法。通过病证结合、整体观念、动静统一、四诊合参的辨证原则，采取中西医结合治疗方式，取得了较好的临床效果。

1. 肾阳亏虚型

证候：为跟痛症常见症型，足跟部疼痛，腰脊晨僵，关节冷痛，畏寒喜暖，手足凉，足跟痛。精神萎靡，面色无华，腰膝酸软，阳痿早泄。舌淡，苔白，脉沉细。

治法：补肾助阳，通痹止痛。

方药：补肾通痹方加减（肉桂10g，肉苁蓉10g，干姜10g，桑寄生

10g，淫羊藿10g，覆盆子10g，鸡血藤10g，羌活10g，葛根10g，宽筋藤10g，当归10g，甘草10g）。

2. 肝肾亏虚型

证候：足跟部疼痛，下肢痿软无力，腰背酸软，耳鸣。舌红少苔，脉细数。

治法：滋补肝肾，养血通络。

方药：自拟养筋汤加减（五加皮10g，枸杞子15g，鸡血藤10g，宽筋藤10g，骨碎补10g，柴胡10g，羌活10g，当归10g，桑寄生10g，葛根10g，木瓜10g，大枣15g）。

3. 脾胃亏虚型

证候：足跟部疼痛，喜按，纳差，脘腹胀满。舌淡有齿痕，苔白，脉沉细。

治法：健脾和胃，补肾通络。

方药：自拟养人汤加减［黄芪30g，党参15g，熟地黄15g，丹参15g，扁豆10g，莪术10g，淫羊藿10g，石菖蒲10g，肉苁蓉10g，当归6g，砂仁（后下）6g］。

4. 湿热下注型

证候：足跟部局部灼热，痛不可触，得冷则舒，关节屈伸不利，常伴有口渴不欲饮，烦躁。舌苔黄腻，脉滑数者。

治法：补血养血，清热祛湿，舒筋通络。

方药：自拟三四汤（熟地黄15g，当归6g，白芍15g，川芎6g，黄柏10g，苍术10g，牛膝15g，薏苡仁20g，海风藤15g，络石藤15g，石楠藤15g，忍冬藤15g）。

5. 气血亏虚型

证候：本型常见病程较长或者素体气血亏虚者。足跟部疼痛，喜温喜按，伴头晕眼花，面色无华，心悸气短，神疲。舌淡，脉沉缓。

治法：益气补血。

方药：人参养荣汤加减（党参15g，茯苓15g，白术10g，炙甘草6g，熟地黄15g，白芍15g，当归6g，黄芪30g，桂枝6g，远志10g，五味子6g，陈皮6g）。

五、辅助药物治疗

（一）外用药

1. 加味五子散

组成：紫苏子60g，吴茱萸30g，莱菔子60g，菟丝子60g，白芥子60g，蚕沙60g。

用法：上方加粗盐同炒，布包热敷患处。

功效：祛风散寒止痛。常用于辨证为肝肾亏虚的跟痛症的外治。

2. 自拟外洗经验方

组成：威灵仙90g，连钱草90g，红花90g，制川乌30g，制草乌30g，伸筋草30g，石菖蒲30g，艾叶30g，桂枝30g，三棱30g，白术30g，生姜30g。

用法：上方加水高于药面2横指，以水浸泡30分钟后，武火煮沸后改文火，煎煮30分钟，待温度凉至40~50℃左右，加入米酒、米醋各二两后，将疼痛足跟浸泡入药汤中，每天1剂，浸泡40分钟。

功效：温经散寒，舒筋活络，通络止痛。

3. 筋骨疗伤膏（成药）

本药是方坚教授经验方，现为广州中医药大学附属骨伤科医院院内制剂，该药常用于跟痛症的配合治疗。

组成：大黄、三七、三叉苦、莪术、黄芩、黄连、黄柏、公丁香、走马箭（陆英）、紫草、蛇床子、桂枝等。

用法：外用。清洁患处，将本品涂搽或外敷患处，或做穴位按摩，每天3~4次，每次根据患处面积调节药膏使用量。

功效：活血化瘀，凉血消肿，通络止痛。

主治：用于创伤骨折、软组织扭伤、无菌性炎症引起的红、肿、热、痛；慢性劳损所致的腰腿痛，颈肩臂痛，酸沉无力等症；骨质增生、骨质疏松引起的痛症。

方解：方中莪术行气，走马箭破血散结、舒筋活络、祛瘀行气止痛，蛇床子、公丁香、桂枝温经散寒、行气通络止痛，三叉苦、黄芩、黄连、大黄、紫草清热燥湿、逐瘀通经、凉血活血。全方寒热并用，以温通为主，具有舒筋活络、温经散寒、活血化瘀、行气止痛之功。正如《普济方·折伤门》云："若因伤折内动经络，血行之道不得宣通。瘀积不散，为肿为痛，治宜除去恶瘀，使气血流通，则可原也。"

4. 伤科紫草油（成药）

本药是方坚教授经验方，现为广州中医药大学附属骨伤科医院院内制剂，该药常用于跟痛症急性发作期或者辨证为湿热下注型的配合治疗。

功效：清热凉血，活血解毒，通络止痛等。

主治：用于跌打损伤、骨折肿痛、软组织损伤及烫伤未溃等。

（二）西药

1. 非甾体抗炎药

可选用尼美舒利、塞来昔布、美洛昔康。方坚教授常选用尼美舒利，尼美舒利的用药注意事项：活动期消化性溃疡、中重度肝功能不全、严重的肾功能障碍（肌酐清除率小于30mL/min）、12岁以下儿童等患者，以及以往对该药存在高度敏感性的患者和妊娠期妇女禁用。慎用于对阿司匹林或其他非甾体抗炎药过敏的患者和哺乳期妇女。出血性疾病、胃肠道疾病、接受抗凝剂或抗血小板聚集药物治疗的患者应慎用。

2. 局部水针治疗（局部封闭）

以不同剂量和不同浓度的局部麻醉药注入组织内，利用其局部麻醉作用减少局部病变对中枢的刺激并改善局部营养，从而促进疾病痊愈的一种治疗方法。患者取仰卧位，先用拇指按压局部，找到压痛点，用记号笔标记。消毒前用棉签尾侧按压再次确定压痛点并按压再次标记。严格消毒术区皮肤，醋酸泼尼松龙注射液使用前摇匀，用2%利多卡因0.25～0.5mL与醋酸泼尼松龙注射液0.5～1mL混合后，以5号针头于标记处刺入，直至骨面。如有阻力，可稍退针后再推注药物约0.5mL，然后退针调整针头方向，围绕压痛点周围距压痛点约1cm处做三点注射，各注射药液0.5mL。注毕，用输液贴包扎针眼，患足3天内不沾水，效果不佳者1周后可重复注射，最多注射4次。局部水针治疗后再行局部蜡疗以加强疗效。

六、非药物治疗

（1）选择宽松柔软、轻便舒适的鞋，鞋跟部有一定的弧度以适应足跟的弧度，另外鞋底应有一定的厚度，外硬里软，减轻足跟压力，防止跟骨损伤，鞋跟部要有弹性，以避免鞋底过薄而损伤足部。

（2）老年人应当防止过度负重及用力，包括控制体重，避免重体力活动。

（3）坚持足部锻炼，以增强肌肉韧带的力量和弹性，如顿足及赤脚踩沙地等；适当的锻炼可以促进局部血液循环、延缓足跟部周围组织的退变。

（4）坚持每晚用温水泡脚30分钟左右，或者给足部做简单的按摩，促进局部血液循环。

（5）饮食方面，中老年人应该多食用含钙质丰富的食物，如虾皮、海带、紫菜、海鱼等。另外多晒太阳有助于钙质吸收，防止骨质疏松及跟骨骨刺形成。

第三章

医案采菁

第一节 颈椎病

病案

梁某，女，55岁。2015年8月6日初诊。

【主诉】颈痛、右上肢痹痛1年余。

【现病史】患者1年前开始出现颈部疼痛，伴右上肢痹痛，偶有头晕，未经系统治疗，在家休养后症状未见明显缓解。现疼痛反复，胃纳可，无恶寒发热不适，无口干。舌淡，苔白，脉浮。

【体格检查】肩背痛不可回顾，头痛身重，腰脊疼痛，难以转侧。

【辅助检查】X线片示颈椎退行性变。

【西医诊断】颈椎病。

【中医诊断】痹证（风寒湿型）。

【治法】祛风，胜湿，止痛。

【处方】羌活胜湿汤加天麻、钩藤、决明子、白芷。

羌　活6g　独　活6g　藁　本10g　防　风10g

炙甘草6g　蔓荆子10g　川　芎6g　天　麻10g

钩　藤10g　决明子10g　白　芷10g

3剂，水煎服，每天1剂。

尼美舒利分散片1片，口服，每天2次。健步止痛油外用，四黄膏外敷。

【分析】《张氏医通》曰："此治头项之湿，故用羌、防、芎、藁一派风药，以祛上盛之邪。然热虽上浮，湿本下著，所以复用独活透达少阴之经。"本方主治为风湿在表，其证多由风湿之邪侵袭肌表所致。风湿之邪客于太阳经脉，经气不畅，致头痛身重或腰脊疼痛、难以转侧。风湿在表，宜从汗解，故以祛风胜湿为法。方中羌活、独活共为君药，二者皆为辛苦温燥之品，其辛散祛风，味苦燥湿，性温散寒，故皆可祛风除湿、通利关节。

二诊:

患者诉疼痛有所减轻，症状较前有所缓解，近日颈部、右上肢有刺痛，偶有头晕，余无不适。

【治法】患者初诊风湿已祛，考虑患者为久病则血滞在络，即叶天士所谓"久病入络"。患者仍有头晕，考虑患者内有伏痰，故治疗上应以活血祛瘀，祛痰通络为法。

【处方】丹参饮合二陈汤加天麻、钩藤、决明子、白芷、川芎。

丹　参15g　檀　香15g　姜半夏15g　砂　仁（后下）6g

陈　皮15g　茯　苓15g　炙甘草6g　　天　麻10g

钩　藤10g　决明子10g　白　芷10g　川　芎6g。

5剂，水煎服，每天1剂。

【分析】方中丹参重用为君以活血祛瘀；血之运行，有赖气之推动，况血瘀气亦滞，故伍入檀香、砂仁以温中行气止痛；用二陈汤以祛痰，使痰消气行血畅，诸疼痛自除。

三诊:

患者疼痛明显减轻，症状缓解，效不更方，守上方5剂后患者诸症消除，无不适。

第二节　肩关节周围炎

病案一

吴某，女，60岁。2016年9月8日初诊。

【主诉】左肩部疼痛，活动障碍7月余。

【现病史】患者7月前无明显诱因出现左肩疼痛，为持续性钝痛，夜间及受寒则痛甚，在当地医院针灸及膏药外贴后症状有所缓解。7个月来，病症反复，左肩上举及旋后功能受限，穿衣梳发均困难。现左肩关节绵绵作痛，遇寒及劳累后加重，常伴有头晕乏力。眠可，纳稍差，大便溏，小便正常。舌淡，苔白，脉细弱。

【体格检查】左肩关节无畸形，局部无红肿发热，三角肌萎缩。左肩关节广泛性压痛，以喙突及肱二头肌长头腱结节间沟处压痛明显，搭肩试验（−），左肩关节前屈50°，后伸40°，外展50°。

【辅助检查】X线片示左肩峰下可见钙化阴影。

【西医诊断】肩关节周围炎。

【中医诊断】肩痹（肝肾不足型）。

【治法】滋补肝肾，养血通络。

【处方】自拟养血汤合四君子汤加牛大力。

当 归6g	桂 枝6g	熟地黄10g	鸡血藤10g
鹿衔草10g	木 瓜10g	牛 膝10g	淫羊藿10g
党 参10g	茯 苓10g	白 术10g	甘 草6g
牛大力10g			

外贴温性筋经通贴膏及外搽温通膏。

【分析】方中熟地黄、鸡血藤均入肝肾二经，熟地黄养血滋阴，补精益髓；鸡血藤补血活血，舒筋活络。系患者年老体弱，天癸已竭，肝肾渐衰，气血虚亏，筋肉失于濡养。熟地黄滋肾中之阴精，鸡血藤补肝中之血，共为君药。《素问·痹证》曰："风寒湿三气杂至，合而为痹也。"故入鹿衔草、淫羊藿、木瓜、牛大力祛风除湿，舒筋活络。当归、牛膝、桂枝补血活血，温通筋脉，祛瘀生新，共为臣药。患者尚有食少便溏之症，佐之以党参、茯苓、白术、甘草补气健脾，脾胃健旺，复其纳运之功，水谷精微得以化生，气血生化有源。甘草调和诸药，又为使药。诸药合用，肝肾强健，气血充盛，风、寒、湿邪俱除。

二诊：

患者疼痛有所减轻，症状较前缓解，纳眠可，二便调。舌淡，苔白，脉细缓。方用自拟养血汤加杜仲、白芍、丹参、甘草，以增强养血活血，强筋健骨之功。余治法同前。

三诊：

患者疼痛反复，症状较前缓解，纳眠可，二便调。舌淡，苔白，脉细缓。方用自拟养血汤加白芍、甘草、五指毛桃、五加皮，以增强祛风湿，强筋骨，舒筋活络之功。余治法同前。患者连服中药21剂后，疼痛明显减轻，活动明显好转。

病案二

何某，女，60岁。2016年1月21日初诊。

【主诉】左肩部疼痛，活动障碍半年余，加重2周。

【现病史】患者半年前无明显诱因出现左肩部疼痛，自行搽敷膏药，疼痛有所减轻，未予重视。半年来，症状反复，且逐渐加重，多次前往当地医院门诊就诊，未见明显好转。现左肩部疼痛，穿衣梳头均不可，常伴有下肢无力，形寒肢冷，眠可，纳一般，小便清冷，夜尿多，大便正常。舌淡，苔白，脉沉细。

【体格检查】左肩关节无畸形，局部无红肿发热。左肩关节广泛性压痛，以喙突、肱二头肌长头腱结节间沟及肩峰下滑囊处压痛明显，搭肩试验（－），左肩关节前屈40°，后伸45°，外展30°。

【辅助检查】X线片示左肩关节未见明显骨、关节病变。

【西医诊断】肩关节周围炎。

【中医诊断】肩痹（肾阳不足型）。

【治法】温肾壮阳，温煦经脉。

【处方】养肾方合芍药甘草汤加鸡血藤、知母。

锁　阳10g　乌　药6g　熟地黄10g　丹　参15g
金樱子10g　覆盆子10g　肉苁蓉10g　益智仁10g
鸡血藤10g　知　母10g　白　芍10g　甘　草6g
外贴温性筋经通贴膏及外搽温通膏。

【分析】方中锁阳、肉苁蓉入肾经，补肾助阳；乌药辛温，行气止痛，温肾散寒。叶天士《本草经解》云："乌药辛温助阳，阳之所至，阴寒自退。"三药相配，祛肾中之寒，助肾中之阳，共为君药。患者冬月病情加重，形寒肢冷，小便清长，夜尿频多，乃肾阳虚衰，无以温煦，故臣以金樱子、覆盆子、益智仁暖肾助阳，固精缩尿。丹参、鸡血藤补血活血，舒筋活络，宣痹止痛，共为臣药。肾阳虚损长期不得改善，可致阴阳两虚，即"阳损及阴"，故佐以知母、白芍、熟地黄养血滋阴，以达补阳配阴、阴阳并补之功。甘草调和诸药，为使药。

二诊：

患者疼痛有所减轻，症状较前缓解。近日头晕目眩，饮食减少，气短乏力，眠可，大便溏薄，小便清长。舌淡，苔白，脉沉细无力。

【治法】补中益气，温壮脾阳。

【处方】补中益气汤加丹参、枸杞子、鸡血藤。

黄　芪15g	党　参12g	白　术12g	白　芍10g
陈　皮10g	当　归10g	升　麻6g	柴　胡12g
丹　参10g	枸杞子15g	鸡血藤10g	炙甘草12g

外贴温性筋经通贴膏及外搽温通膏。

【分析】患者自发病以来未经系统治疗，又值隆冬季节，以致火不暖土，脾胃气虚，脾阳虚衰。方中黄芪为君，其性甘温，入脾肺经，而补中气，固表气。汪昂《本草备要》云："（黄芪）炙用补中，益元气，温三焦，壮脾胃。"臣以党参补中益气，炙甘草补脾和中。君臣相伍，补中气，益元气。气为血之帅，其气既虚，营血易亏，故佐以白芍、当归补养营血，且"血为气之宅"，可使所补之气有所依附。陈皮理气和胃，使诸药补而不滞。丹参、枸杞子、鸡血藤入肝肾二经，补血活血，强筋健骨，舒筋通络，共为佐药。又因患者头晕目眩，乃清阳不升之征，故佐使以升麻、柴胡升举清阳。《本草纲目》云："升麻引阳明清气上行，柴胡引少阳清气上行，此乃禀赋虚弱，元气虚馁，及劳役饥饱，生冷内伤，脾胃引经最要药也。"诸药合用，中焦脾胃之气得以补益，脾阳得以温壮。

三诊：

患者左肩疼痛反复，其余症状较前有所缓解，体倦肢软，余无不适。方药用上方加五指毛桃15g以增强健脾补肺，舒筋活络之功。余治疗同前。结果，连服中药21剂后，左肩疼痛明显减轻，活动明显好转。除较易体倦，偶有便溏外，其余症状均好转。

第三节　类风湿性关节炎

病案一

苏某某，男，66岁。2015年8月13日初诊。

【主诉】双手关节肿痛畸形3月余。

【现病史】患者3月前无明显诱因出现双手关节肿大酸胀疼痛，晨起僵硬，活动后稍缓解，自行用活络油外搽稍缓解，未至医院行规范诊治，后症状反复发作，现症状加重，关节活动受限明显，遂至门诊就诊。

【体格检查】双手指间关节对称性肿大、压痛、关节活动受限，近指间关节呈梭形，僵硬屈伸不利，肤白冰凉，面色淡白，精神萎靡，神疲乏力，自汗。舌淡，苔薄白，脉细弱。

【辅助检查】实验室检查：类风湿因子阳性。X线示双手指间关节间隙狭窄，骨质疏松性改变。

【西医诊断】类风湿性关节炎。

【中医诊断】痹证（气血亏虚型）。

【治法】补益气血，祛邪通络。

【处方】自拟养人汤加刘寄奴。

黄　芪30g　党　参15g　熟地黄15g　丹　参15g

白扁豆10g　莪　术10g　淫羊藿10g　　　石菖蒲10g

肉苁蓉10g　当　归6g　砂　仁（后下）6g　刘寄奴10g

7剂，水煎服，每天1剂。

汉桃叶片0.9g，每天2次，口服；柳氮磺吡啶肠溶片0.5g，每天3次，口服。

【分析】本方治以健脾补气为主，兼以补血活血，通络止痛为法。方中黄芪补气健脾之功显著，合用党参补脾益气之功更强，两者同为君药。白扁豆、砂仁、石菖蒲三药为臣药，三者合用可悦脾、化湿、行滞，助黄芪、党参健脾运脾。当归、熟地黄、丹参补血活血，此三药亦为臣药。莪术既可活血化瘀，又可行滞健脾，此处应用一举两得。方加刘寄奴，清热解毒、活血消肿，共奏祛邪通络之功。肾为先天之本，脾为后天之本，脾之健运，化生精微，须借助于肾阳的推动，故有"脾阳根于肾阳"之说。脾胃之腐熟消化饮食水谷，必赖此相火相助始能完成，故方中佐以淫羊藿、肉苁蓉两药温补肾阳，助脾胃运化。

二诊：

病史如前，患者患肢肿痛减轻，关节活动度较前改善，面色淡白，咽干少津，喜饮易渴。舌淡，苔少，脉弦细。

【治法】补益肝肾，柔筋通络。

【处方】自拟养血汤加一贯煎。

当　归6g　桂　枝6g　熟地黄15g　鸡血藤15g

鹿衔草10g　木　瓜10g　牛　膝10g　淫羊藿10g

北沙参15g　麦　冬15g　生地黄15g　枸杞子15g

川楝子10g

7剂，水煎服，每天1剂。

汉桃叶片0.9g，每天2次，口服；柳氮磺吡啶肠溶片1.0g，每天2次，口服。

【分析】本方治以补益肝肾、柔筋通络。方中枸杞子味甘性平，入肝、肾经，长于滋阴补肝；熟地黄味甘性微温，补血养阴、填精益髓，共为君药。生地黄滋肾养阴，借肾水之充以涵养肝木，并可生津液；当归养血补肝，属血中气药，故养血之中有调血之功，补肝之中寓疏达之力，二者共为臣药。佐以北沙参、麦冬养胃生津，润燥止渴；川楝子疏肝泄热，行气止痛；淫羊藿温补肾阳，助脾胃运化；鹿衔草、鸡血藤、木瓜、桂枝、牛膝补血活血，温经通络，与众甘寒滋阴养血之品配伍，既无苦燥伤阴之弊，又可引诸药达于肝经，为佐使药。诸药合用，使肝体得养而阴血渐复，共奏柔筋通络之功。

三诊：

病史如前，患者自诉患肢仍有肿大畸形表现，但肿痛、关节活动度较前改善明显，现基本无僵硬感，活动自如，面色仍稍淡白，咽干少津。舌淡，苔少，脉弦细。症状舌脉基本如二诊。

"效不更方"，中药处方同二诊。汉桃叶片0.9g，每天2次，口服；柳氮磺吡啶肠溶片1.0g，每天3次，口服。

如此经三诊，患者服用中药21剂，配合口服药，症状较前明显改善，病情稳定。

病案二

郭某某，女，41岁。2017年5月25日初诊。

【主诉】双手关节肿痛僵硬半年余。

【现病史】患者半年前无明显诱因出现双手关节肿胀疼痛，晨起僵硬，接触冷水后加重，手部保暖或活动后稍缓解，曾至当地医院诊治，予以非甾体抗炎药对症治疗后缓解，后疼痛反复发作，现症状加重，遂来我院门诊就诊。

【体格检查】双手指对称性关节肿胀、重着冷痛，晨僵，关节屈伸不利，遇寒痛剧，得热痛减，肌肤麻木不仁，口淡不渴，阴雨天加重，肢体沉重，精神萎靡，神疲乏力。舌质淡，苔薄白，脉沉细。

136

【辅助检查】实验室检查：类风湿因子阳性。X线检查：双手骨质未见明显异常。

【西医诊断】类风湿性关节炎。

【中医诊断】痹证（寒湿闭阻兼气血亏虚型）。

【治法】散寒除湿，补益气血。

【处方】蠲痹汤合异功散。

羌　活10g　防　风10g　当　归10g　黄　芪30g

姜　黄10g　甘　草10g　白　芍15g　党　参15g

白　术15g　茯　苓15g　陈　皮6g

7剂，水煎服，每天1剂。

甲氨蝶呤片5mg，每周1次，口服；柳氮磺吡啶肠溶片0.5g，每天3次，口服；叶酸片5mg，每周1次，口服；尼美舒利分散片100mg，每天2次，口服。

【分析】该方中羌活散寒胜湿、通利关节，为君药；黄芪、党参健脾补气固表、防风祛风、胜湿通络，其中黄芪和防风配伍使用，走表而祛风邪，扶正固表效更佳，三者共为臣药；姜黄通经止痛，能行四肢经络而祛寒湿，当归、白芍活血行气和营而止痛，白术、茯苓、陈皮健脾补气祛湿而通络，共为佐药；甘草调和诸药而缓中补虚。

二诊：

病史如前，患者自诉患肢肿痛减轻，关节活动度较前改善，僵硬感觉稍缓解，精神较前明显改善，最近伤食胃脘稍感胀满，胃纳一般，大便成形。舌质淡，苔薄白，脉沉细。

患者经治后症状较前改善，"效不更方"，中药继续使用蠲痹汤合异功散，因患者近期伤食胃脘稍感胀满，《药品化义》曰"甘草……但味厚而太甜，补药中不宜多用，恐恋膈不思食也"，故上方去甘草，14剂。甲氨蝶呤片7.5mg，每周1次，口服；柳氮磺吡啶肠溶片1.0g，每天2次，口服；叶酸片10mg，每周1次，口服；尼美舒利分散片100mg，每天2

次，口服。

三诊：

病史如前，患者服用14剂中药后自诉症状基本缓解，上周未复诊，近几日冷水洗漱后症状再次出现，遂复诊。现患肢稍肿痛僵硬感，压痛，关节活动度尚可，精神可，胃纳一般，大便稀。舌质淡，苔薄白，脉细。

【处方】蠲痹汤合四君子汤。

羌　活10g　防　风10g　当　归10g　黄　芪30g
姜　黄10g　甘　草10g　白　芍15g　党　参15g
白　术15g　茯　苓15g

7剂，水煎服，每天1剂。

甲氨蝶呤片10mg，每周2次，口服；柳氮磺吡啶肠溶片1.0g，每天3次，口服；叶酸片10mg，每周2次，口服；尼美舒利分散片100mg，每天2次，口服。

如此经三诊，患者服用中药28剂，配合西药，症状较前明显改善，病情稳定。

第四节　腕管综合征

病案一

黄某某，女，60岁。2015年4月2日初诊。

【主诉】双手麻木疼痛4月余。

【现病史】患者2014年12月中旬无明显诱因出现双手麻木疼痛，累及双手桡侧4个手指，劳累后加重，有时疼痛向前臂放射，夜间有麻木疼痛醒来，曾在其他医院诊治，疗效欠佳，神清，精神可，纳可，眠一般，二便常。既往体健，否认高血压病、糖尿病、外伤等病史。舌质淡，苔薄白，脉沉弱。

【辅助检查】大鱼际肌萎缩，双侧各指活动自如，屈腕试验（+），神经干叩击试验（+）。

【西医诊断】双侧腕管综合征。

【中医诊断】痹证（血不荣筋）。

【治法】养血活血，舒筋通络止痛。

【处方】自拟养血汤合两千透。

当　归6g　　桂　枝6g　　熟地黄15g　鸡血藤15g

鹿衔草10g　木　瓜10g　牛　膝10g　淫羊藿10g

千斤拔10g　千年健10g　连钱草15g

双氯芬酸钠缓释片75mg，每天1次，口服；地巴唑片10mg，每天1次，口服；谷维素片10mg，每天1次，口服；复合维生素B片2片，每天1次，口服。

筋骨疗伤膏适量，轻轻揉搓手腕部，每天3~4次。

【分析】当归、熟地黄滋阴补血，活血止痛；鸡血藤补血活血，舒筋活络；木瓜舒筋活络，去湿除痹，为久风顽痹、筋脉拘急之要药，且能悦脾和胃；淫羊藿、牛膝、鹿衔草补肝肾、强筋骨、祛风湿，善治肢体麻木拘挛；千斤拔、千年健、连钱草祛风湿、强筋骨、消肿痛，尤其适合风湿痹痛日久之症；桂枝温通经脉、散寒止痛、入心肺经，横行手臂，引药达病所。诸药合用，补而不滞，共奏养血活血、舒筋通络止痛之功。根据"急则治其标"的治疗原则，口服消炎止痛、营养神经西药以加强疗效，充分发挥中西医结合优势。

二诊：

患者诉双手仍有麻木疼痛，夜间偶有麻木疼痛醒来。舌质淡红，苔薄白，脉沉弱。

上方加白芍。加白芍以助归地养血，缓急止痛。

三诊：

患者诉双手麻木疼痛减轻，夜间偶有麻木疼痛醒来。舌质暗红，苔薄白，脉沉。

【处方】自拟化瘀通络汤加五指毛桃、五加皮。

当　归6g　　赤　芍10g　　川　芎10g　　红　花6g

川牛膝10g　威灵仙10g　柴　胡10g　　防　己10g

地　龙6g　　五指毛桃30g　五加皮10g

【分析】患者患病逾5月，久病入络，缠延不去，反复发作，体内气血运行不畅，脉络中必有瘀阻，麻木疼痛日轻夜重，舌暗红应属血瘀之征，方用自拟化瘀通络汤加味。方中红花、川芎活血化瘀；当归补血养肝，活血止痛；赤芍散瘀止痛；川牛膝活血祛瘀；防己、威灵仙、地龙祛风湿，通经活络；柴胡条达肝气，疏肝止痛。诸味共奏活血化瘀通络止痛之功。加上五指毛桃、五加皮两药，更增祛风湿，活血脉之力。

四诊：

患者双手麻木疼痛明显减轻，夜间无麻木疼痛醒来。舌质暗红，苔白腻，脉沉。

上方加苍术10g。患者苔白腻主湿邪偏重，加苍术燥湿健脾。患者疼痛麻木症状明显缓解，停用西药。

五诊：

患者双手仍有轻度的麻木疼痛，夜间无麻木疼痛醒来。舌质暗红，苔稍白腻，脉沉。

守上方。结果，经过5次诊治，双手疼痛消失，麻木明显减轻。

病案二

梁某某，女，45岁。2016年12月1日初诊。

【主诉】右手麻木疼痛1月余。

【现病史】患者于2016年10月下旬无明显诱因常出现右手拇指、示指麻木，自行揉按甩手后有所缓解，1周前出现桡侧4指麻木疼痛遂来诊，无夜间痛醒，神清，精神可，纳眠可，二便常。既往史无特殊。舌质淡，苔薄白，脉细弱。

【辅助检查】大鱼际肌无萎缩，右侧各指活动自如，屈腕试验（＋），神经干叩击试验（±）。

【西医诊断】右侧腕管综合征。

【中医诊断】痹证（血不荣筋）。

【治法】养血活血，舒筋通络止痛。

【处方】自拟养血汤加白芍、甘草。

当　归6g　　桂　枝6g　　熟地黄10g　　鸡血藤10g

鹿衔草10g　木　瓜10g　　怀牛膝10g　　淫羊藿10g

白　芍10g　甘　草6g

双氯芬酸钠缓释片75mg，每天1次，口服；地巴唑片10 mg，每天1次，口服；谷维素片10 mg，每天1次，口服；复合维生素B片2片，每天1次，口服。

筋骨疗伤膏适量，轻轻揉搓手腕部，每天3～4次。外敷跌打祛风膏。

【分析】当归、熟地黄滋阴补血，活血止痛；鸡血藤补血活血，舒筋活络；木瓜舒筋活络，去湿除痹，为久风顽痹、筋脉拘急之要药，且能悦脾和胃；淫羊藿、怀牛膝、鹿衔草补肝肾、强筋骨、祛风湿，善治肢体麻木拘挛；白芍助归地养血，且配甘草缓急止痛；桂枝温通经脉、散寒止痛，入心肺经，横行手臂，引药达病所。诸药合用，补而不滞，共奏养血活血、舒筋通络止痛之功。根据"急则治其标"的治疗原则，口服消炎止痛、营养神经西药以加强疗效，充分发挥中西医结合优势。

二诊：

患者诉麻木疼痛明显减轻，余示指、中指感觉异常。舌质淡红，苔薄白，脉细弱。

守上方。西药，外用同首诊。结果，经过5次诊治，右手麻木疼痛消失。

第五节　强直性脊柱炎

病案一

陈某某，女，27岁。2015年3月26日初诊。

【主诉】腰部酸痛伴晨僵7月余。

【现病史】患者7月前无明显诱因开始出现腰部隐痛，晨起明显，活动后改善，腰部屈伸活动稍受限，未伴下肢症状。自敷膏药治疗，症状逐渐加重，遂来诊。刻诊：患者腰部隐痛，伴晨僵，阴雨天加重，得暖则舒，月经正常，纳眠差，大便稀，日二次，小便正常。舌质淡，苔薄白，脉沉细。

【体格检查】腰椎屈伸活动稍受限，腰背部无明显压痛叩痛，双侧髋关节活动未见明显受限，颈椎活动正常，胸廓活动度正常。改良Schober试验（＋）。

【辅助检查】X线示双骶髂关节边缘模糊，间隙变窄。HLA-B27阳性。

【西医诊断】强直性脊柱炎。

【中医诊断】痹证（脾虚湿蕴）。

【治法】健脾益气，祛风除湿。

【处方】蠲痹汤合异功散加减。

党　参15g　茯　苓10g　白　术10g　陈　皮6g

白　芍10g　甘　草6g　羌　活6g　姜　黄6g

当　归6g　防　风10g　黄　芪30g

7剂，水煎服，每天1剂。

尼美舒利100mg，口服，每天2次，1周。

【分析】患者腰部隐痛，乃因先天脾胃不足，痰湿内生，闭阻经络，不通则痛；夜间眠睡少动，加之湿邪重着黏滞，易阻滞气机，故晨僵；湿乃阴邪，同气相求，故遇阴雨天加重，得暖则舒；纳眠差，大便稀，日二次，舌质淡，苔薄白，脉沉细，皆是脾虚湿蕴之外象。方用蠲痹汤与异功散加减治疗。蠲痹汤出自《杨氏家藏方》，方中羌活、姜黄、防风祛风除湿，当归、黄芪补益气血，白芍缓急止痛，甘草调和诸药。异功散出自《小儿药证直诀》，党参、白术、茯苓、甘草健脾益气，陈皮理气健脾，燥湿化痰。两方合用，共奏健脾益气，祛风除湿之功效。

二诊：

患者诉活动受限稍好转，余无不适。

方药守上方，患者腰部疼痛减轻，故去尼美舒利。

三诊：

患者腰部疼痛好转，晨僵改善，月经量少，面白少华。

【处方】自拟养血汤合两千透、白芍、甘草加减。

淫羊藿10g　牛　膝10g　熟地黄10g　鸡血藤10g

桂　枝6g　　当　归6g　　鹿衔草10g　木　瓜10g

千年健10g　千斤拔10g　白　芍10g　甘　草6g

7剂，水煎服，每天1剂。

【分析】患者月经量少，面白少华，考虑肝肾不足、血不荣筋，予自拟养血汤加减治疗，方中淫羊藿、牛膝、鹿衔草、千年健、千斤拔补益肝肾，强壮筋骨；熟地黄、当归、鸡血藤养血滋阴，活血止痛；木瓜舒筋活络，和胃化湿；白芍、甘草柔筋止痛。

患者连服中药21剂，腰部疼痛、晨僵明显好转，嘱患者加强功能锻炼，不适随诊。

病案二

赖某某，男，32岁。2015年5月7日初诊。

【主诉】颈、腰、髋部疼痛，活动受限伴晨僵10年余。

【现病史】患者10余年前开始出现腰骶部刺痛、活动受限，伴晨僵，休息时加重，活动后减轻。当时未予重视，逐渐出现颈部、髋部活动受限，于外院治疗后病情未见明显缓解。刻诊：腰骶部刺痛、活动受限，伴晨僵，颈部、髋部受限，纳眠差，大便稀，小便调。舌质暗淡，苔白腻，脉沉缓。

【体格检查】脊柱强直，背部呈剃刀样，各项活动受限，胸腰部叩诊呈实音，胸廓活动度减低，双侧髋关节活动受限，改良Schober征（＋），枕墙距5cm。

【辅助检查】双髋关节炎，双骶髂关节融合，脊柱呈竹节样变。HLA-B27阳性。

【西医诊断】强直性脊柱炎。

【中医诊断】痹证（痰瘀闭阻）。

【治法】活血化瘀，化痰止痛。

【处方】方用蠲痹汤合五指毛桃、五加皮、白芍、甘草加减。

白　芍10g　甘　草6g　羌　活6g　姜　黄6g

当　归6g　防　风10g　黄　芪30g　两面针10g

莪　术10g　五加皮10g　鸡血藤10g　五指毛桃15g

7剂，水煎服，每天1剂。

甲氨蝶呤片2.5mg2片，每周1次，口服；叶酸片5mg1片，每周1次，口服；柳氮磺吡啶肠溶片0.25g，每天3次，口服；尼美舒利分散片100mg，每天2次，口服，1周。

【分析】患者腰部刺痛为瘀血阻络、不通则痛；痰湿闭阻经络关节，荣卫之气不得通行，故晨僵；病程日久，筋骨胶固，故颈、腰骶、髋部活动受限；舌质暗淡，苔白腻，脉沉缓为痰瘀闭阻之象。方用蠲痹汤加减。方中羌活、姜黄、防风祛风除湿，当归、黄芪补益气血，白芍缓急止痛，甘草调和诸药。两面针、莪术活血化瘀，通络止痛；五指毛桃、五加皮健脾化痰，除湿止痛；鸡血藤活血补血，化瘀通络。全方共奏祛风除湿，祛瘀通络止痛之效。

二诊：

患者诉腰骶部刺痛缓解、活动受限，伴晨僵，颈、髋部活动受限，大便稀。舌质淡，苔薄白，脉沉细。

【处方】蠲痹汤合异功散加鸡血藤。

党　参15g　　茯　苓10g　　白　术10g　　陈　皮6g

白　芍10g　　甘　草6g　　羌　活6g　　姜　黄6g

当　归6g　　防　风10g　　黄　芪30g　　鸡血藤10g

7剂，水煎服，每天1剂。

甲氨蝶呤片2.5mg3片，每周1次，口服；叶酸片5mg2片，每周1次，口服；柳氮磺吡啶肠溶片0.25g2片，每天2次，口服；尼美舒利分散片100mg，每天2次，口服，1周。

【分析】患者腰部刺痛缓解，故去两面针、莪术；大便稀，质淡，苔薄白，脉沉细，考虑脾气亏虚，予异功散。西药为第二周用药。

三诊：

患者疼痛及活动受限无明显加重，口干思饮。

【处方】蠲痹汤合异功散加枸杞子。

党　参15g　　茯　苓10g　　白　术10g　　陈　皮6g

白　芍10g　　甘　草6g　　羌　活6g　　姜　黄6g

当　归6g　　防　风10g　　黄　芪30g　　枸杞子10g

7剂，水煎服，每天1剂。

甲氨蝶呤片2.5mg4片，每周1次，口服；叶酸片5mg2片，每周1次，口服；柳氮磺吡啶肠溶片0.25g2片，每天3次，口服；尼美舒利分散片100mg，每天2次，口服，1周。

【分析】患者腰部疼痛、活动受限无明显加重故守方如前；口干思饮，考虑阴虚所致，予枸杞子对症治疗。西药为第三周用药。

四诊：

患者诉腰部隐痛，活动受限，颈部、双髋活动受限，纳眠尚可，二便调。舌质淡，苔薄白，脉沉细。

【处方】蠲痹汤合异功散。

党　参15g　茯　苓10g　白　术10g　陈　皮6g

白　芍10g　甘　草6g　羌　活6g　姜　黄6g

当　归6g　防　风10g　黄　芪30g

7剂，水煎服，每天1剂。

甲氨蝶呤片2.5mg4片，每周1次，口服；叶酸片5mg2片，每周1次，口服；柳氮磺吡啶肠溶片0.25g4片，每天2次，口服；尼美舒利分散片100mg，每天2次，口服，1周。

【分析】患者腰部隐痛，舌质淡，苔薄白，脉沉细，为脾虚湿蕴，予蠲痹汤合异功散加减。西药为第四周用药。

患者用药4周，症状控制可，病情无明显加重，嘱继续下一阶段治疗。

第六节　腰肌劳损

病案一

孙某某，女，31岁。2015年3月5日初诊。

【主诉】腰部酸痛2周。

【现病史】患者2周前劳累后开始出现腰部酸痛，休息后多可自行缓解，劳累后加重，无下肢放射痛及间歇性跛行。曾行针灸推拿治疗，症状当时可缓解，但过后仍易复发。刻诊：患者腰部酸痛，久站及久坐后疼痛加重，痛经，月经量少，平时急躁易怒，纳眠可，二便调。舌红，苔黄，脉弦数。

【体格检查】脊柱未见明显侧弯畸形，腰椎棘突平整，无压痛或叩击痛，腰部肌群稍紧张，轻度压痛，无叩击痛。腰椎活动度正常，双侧股神经牵拉试验、直腿抬高试验阴性，双侧"4"字征阴性。

【西医诊断】腰肌劳损。

【中医诊断】腰痛（肝郁血虚型）。

【治法】疏肝解郁，养血止痛。

【处方】妇宝丹去阿胶合金铃子散加大枣。

艾　叶10g　香　附6g　熟地黄10g　赤　芍10g

当　归10g　川　芎10g　延胡索10g　川楝子10g

大　枣10g

四黄膏外敷。

【分析】方用妇宝丹与金铃子散加减治疗。妇宝丹出自《医方集解》，是调经常用方，无论月经不调抑或痛经带下，皆可加减使用。妇人以血为本，经带问题常由血虚胞宫失暖所致，方中以四物汤养血滋阴以补其血，以艾叶、香附疏肝理气调经以止其痛。金铃子散出自《太平圣惠方》，是治疗肝郁化火的方剂，方中川楝子疏肝行气，清泄肝火而止痛，延胡索行气活血，擅长止痛，二药合用，既可行气活血止痛，又可疏肝泄热，为治疗肝郁化火，气滞血瘀诸痛的良方。

患者腰部酸痛，休息后多可自行缓解，劳累后加重，痛经，月经量少，为血虚筋失所养所致，以四物汤补血滋阴，以香附、艾叶调经止痛；患者平时急躁易怒，舌红，苔黄，脉弦数为肝郁化火，以金铃子散疏肝泄热，活血止痛。外用四黄膏敷贴患处，以清热活血，消肿止痛。

二诊：

患者诉疼痛有所减轻，症状较前有所缓解，现腰部酸痛，重着不适。

【处方】妇宝丹去阿胶合两千透加延胡索、大枣。

艾　叶10g　香　附6g　熟地黄10g　赤　芍10g

当　归10g　川　芎10g　延胡索10g　千年健10g

千斤拔10g　连钱草10g　大　枣10g

四黄膏外敷。

【手法】斜扳、后扳。

【分析】患者仍腰部酸痛，重着不适，考虑风、寒、湿邪闭阻经络，因川楝子苦寒，恐加重病情，故去之；两千透（千年健、千斤拔、连钱草）有祛风湿，壮筋骨，消肿止痛之效，使邪去正安。

三诊：

患者诉疼痛明显减轻，仍有少许腰部酸重感。

【处方】妇宝丹去阿胶合两千透加延胡索、大枣。

艾　叶10g　香　附6g　熟地黄10g　赤　芍10g

当　归10g　川　芎10g　延胡索10g　千年健10g

千斤拔10g　连钱草10g　大　枣10g

四黄膏外敷。

结果，患者连服中药21剂，病愈。

病案二

林某某，男，33岁。2017年3月2日初诊。

【主诉】腰部疼痛不适3月余。

【现病史】患者3月前曾有腰扭伤病史，未系统治疗，腰部一直隐痛，未伴晨僵及下肢放射痛。刻诊：腰部隐痛无力，喜揉喜按，遇劳加重，眠可，纳差，大便稀软，小便量少。舌淡润，苔薄白，脉沉细。

【体格检查】脊柱未见明显侧弯，腰肌紧张，各棘突及侧旁无明显压痛、叩击痛，未引及下肢后侧放射痛；双侧直腿抬高试验（－），加强（－），腰后伸试验阴性，股神经牵拉试验阴性；双侧"4"字试验（－），托马氏征（－），髌腱、跟腱反射未见异常，双下肢皮肤触痛觉未见迟钝，肌力、肌张力未见异常。

【西医诊断】腰肌劳损。

【中医诊断】腰痛（脾肾亏虚型）。

【治法】补肾健脾，活血止痛。

【处方】自拟养人汤。

当　归6g　熟地黄15g　丹　参15g　白扁豆10g

莪　术10g　淫羊藿10g　石菖蒲10g　砂　仁6g（后下）

黄　芪30g　党　参15g　肉苁蓉10g

口服双氯芬酸钠缓释片、谷维素、地巴唑、复合维生素B片。丁桂散外敷。

【分析】患者纳差，大便稀软，考虑脾胃虚弱所致，脾主升清，脾气不足，则升清无力，水谷精微停滞中焦，蕴湿生痰。方中黄芪补气健脾之功显著，合用党参补脾益气之功更强，两者同为君药。白扁豆、砂仁、石菖蒲三药为臣药，三者合用可悦脾、化湿、行滞，助黄芪、党参健脾运脾。腰为肾之府，肾阳不足则腰失所养，故见腰部隐痛，喜揉喜按，遇劳加重；阳不足则无以化气，故见小便量少，大便稀软。舌淡润，苔薄白，脉沉细，为脾肾亏虚之象。以肉苁蓉、淫羊藿温补肾阳，助脾胃运化。"善补阳者，必于阴中求阳，则阳得阴助而生化无穷"，以熟地黄佐肉苁蓉、淫羊藿，一则助阳生化，二则制其温燥太过。辅以当归、丹参活血，减轻腰部隐痛。

二诊：

患者诉腰痛、胃纳及二便均有所改善，双氯芬酸钠缓释片过敏。

【处方】自拟养人汤。

当　归6g　　熟地黄15g　　丹　参15g　　白扁豆10g

莪　术10g　　淫羊藿10g　　石菖蒲10g　　砂　仁6g（后下）

黄　芪30g　　党　参15　　肉苁蓉10g

口服谷维素、地巴唑、复合维生素B片。丁桂散外敷。

【分析】患者症状好转，故守方如前。双氯芬酸钠缓释片过敏，故去之。

三诊：

患者症状明显改善，腰部酸重。

【处方】自拟养人汤加五指毛桃。

当　归6g　　熟地黄15g　　丹　参15g　　白扁豆10g

莪　术10g　　淫羊藿10g　　石菖蒲10g　　砂　仁6g（后下）

黄　芪30g　　党　参15g　　肉苁蓉10g　　五指毛桃15g

口服谷维素、地巴唑、复合维生素B片。丁桂散外敷。

【分析】患者腰部酸重，加五指毛桃健脾益气，行气利湿，舒筋活络。结果，患者连服中药35剂，诸症消失。

第七节　腰椎间盘突出症

病案一

方某某，男，53岁。2015年10月29日初诊。

【主诉】腰痛并右下肢放射痛反复发作1年，加重1周。

【现病史】患者近1年来反复出现腰痛伴右下肢放射痛，劳累则加重，休息则缓解，疼痛由右侧臀部放射至右小腿外侧、右足背。腰椎MRI检查提示"L_4/L_5右后外侧椎间盘突出"。于多家医院就诊，均建议其手术治疗。患者畏惧手术，近1周来觉腰痛下肢放射痛症状加重，前来就诊。症见：患者精神疲倦，腰膝酸软无力，胃纳一般，大便溏，夜尿频多。舌淡、苔白、脉弦细。

【体格检查】L_4、L_5棘突间压痛、叩痛。右足背皮肤感觉减弱，右侧拇趾背伸肌力Ⅳ+级，直腿抬高试验（左：70° 阴性，右：40° 阳性）。

【西医诊断】腰椎间盘突出症。

【中医诊断】腰痛病（肾虚证）。

【治法】补肾健脾，行气活血，通络止痛。

【处方】自拟养肾方加五指毛桃、香附、宽筋藤、牛膝。

锁　阳10g	乌　药6g	熟地黄15g	丹　参15g	金樱子10g
覆盆子10g	肉苁蓉10g	益智仁10g	五指毛桃10g	香　附6g
宽筋藤15g	牛　膝10g			

14剂，水煎服，每天1剂。

【分析】患者患病时间较久，久病伤肾，腰膝酸软、小便频多为肾虚之表现。而食少纳差则为脾气不足之表现。肾虚及脾，气血化生不足，运行乏力，因虚致瘀，阻滞经络而致痛。该方以补益肾之阴阳为主，选用缩泉饮之主药乌药、益智仁温胃散寒，固肾缩尿；锁阳、熟地黄、覆盆子、肉苁蓉、金樱子、牛膝等药物平补肝肾阴阳。在此基础上加用五指毛桃以健脾益气，乌药、丹参、香附以行气活血，配伍宽筋藤舒筋通络。

二诊：

患者2周后复诊，腰痛症状明显好转，右下肢放射痛减轻但麻木感明显。症见：面色无华、指甲萎黄、右足背发麻。舌淡，苔白，脉细。

【处方】自拟养血汤合丹参、香附、五指毛桃、杜仲。

当　归6g　桂　枝6g　熟地黄10g　鸡血藤10g

鹿衔草10g　木　瓜10g　牛　膝10g　淫羊藿10g

香　附6g　丹　参15g　五指毛桃10g　杜　仲10g

14剂，水煎服，每天1剂。

【分析】患者经过治疗后腰痛缓解，此为肾气得复之表现。二诊见患者面色无华、指甲萎黄、右足背发麻，此为血虚之表现。故在补肾的同时应当养血养肝。以自拟养血汤加减治疗，该方在补肾阴阳的基础上（熟地黄、牛膝、淫羊藿、杜仲、鹿衔草）加用补血之药（当归、鸡血藤），佐以健脾益气，行气活血之药（木瓜、香附、丹参、五指毛桃）。

三诊：

患者4周后复诊，腰痛、下肢放射痛症状明显好转，胃纳较前好转。右下肢麻木感减轻。舌淡、苔白、脉细。

【处方】自拟养血汤加丹参、香附、五指毛桃、杜仲、千年健。

当　归6g　桂　枝6g　熟地黄15g　鸡血藤10g　鹿衔草10g

木　瓜10g　牛　膝10g　淫羊藿10g　香　附6g　丹　参15g

五指毛桃10g　杜　仲10g　千年健15g

14剂，水煎服，每天1剂。

【分析】经治疗患者肾气渐复，肝得所养、脾得健运，故气血化生有源。故守方如前。在此基础上加用千年健，千年健既可补肾强筋壮骨，又可祛风除痹，可使补益同时防止外邪侵犯。

三诊服完中药后，患者症状明显改善。嘱患者勿过度劳累，注意日常起居。

病案二

李某某，男，40岁。2018年5月3日初诊。

【主诉】腰痛并左下肢放射痛5天。

【现病史】患者从事花卉种植工作，常需弯腰，平时有慢性腰背疼痛病史，劳累加重，休息缓解。5天前夜间下雨降温，患者夜间受寒后觉腰部酸痛不适，不敢转身，伴有左下肢放射痛，疼痛自左侧臀部放射至左足底部，难以下地行走。腰椎MRI检查提示：L_5/S_1椎间盘左后外侧突出。于我院急诊行消炎止痛、脱水消肿治疗3天，症状仍未见明显好转，故由轮椅推至门诊就诊。症见：面白无华，畏寒怕冷，肢体欠温，尤以左下肢为甚。舌淡，苔白滑，脉濡细。

【体格检查】L_5、S_1棘突间压痛，腰椎因疼痛活动受限。双下肢各大肌群肌力正常，左足背外侧缘、足底皮肤感觉减弱。直腿抬高试验（左：30°+，右：70°-）。跟腱反射（左：减弱，右：正常）。

【西医诊断】腰椎间盘突出。

【中医诊断】腰痛病（风寒湿痹证）。

【治法】祛风散寒除湿，补肾通络止痹痛。

【处方】蠲痹汤合两千透加减。

白　芍10g　羌　活10g　姜　黄10g　当　归10g

防　风10g　黄　芪30g　甘　草6g　千年健15g

千斤拔15g　连钱草15g

14剂，水煎服，每天1剂。

【分析】患者平时过度劳累，腰为肾之府，常常出现腰背酸痛不适为肾虚之表现。调护不当，感受寒湿之邪气，客于腰部之经络，寒凝筋脉而致痛。治标应当祛风散寒除湿，治本应当补肾壮腰。该方为蠲痹汤合用两千透。蠲痹汤为祛风散寒常用方，其中羌活、防风辛能散寒胜湿，共奏除湿疏风散寒之效；黄芪健脾补气固表，加强防风祛邪外出之功。佐以姜黄通经止痛、祛寒湿，当归、白芍活血和营止痛，甘草调和诸药而缓中补虚。两千透为三味岭南道地药材千年健、千斤拔、连钱草，具有补肝肾、强筋骨、祛风湿、止痹痛的功效。两方合用共奏祛风散寒除湿、补肾通络止痹痛之功。

二诊：

患者2周后复诊，畏寒肢冷症状明显减轻，但行走仍然有下肢放射痛，L_5、S_1棘突间疼痛拒按。舌紫暗，苔白，脉涩。

【治法】行气活血通络，祛风湿补肝肾。

【处方】化瘀通络汤合两千透。

当　归10g　赤　芍10g　川　芎10g　红　花6g
牛　膝10g　威灵仙10g　柴　胡10g　防　己10g
地　龙6g　千年健15g　千斤拔15g　连钱草10g

14剂，水煎服，每天1剂。

【分析】寒邪客于经脉，影响气血运行，气滞血瘀，舌紫暗，苔白，脉涩，腰部疼痛拒按均为气滞血瘀之表现。因此在祛风散寒补肝肾的同时，应当行气活血以通络止痛。选方化瘀通络汤合用两千透。化瘀通络汤中当归、赤芍、川芎、红花、地龙皆为行气活血之药，佐以柴胡以疏肝理气。威灵仙、防己散寒除湿，牛膝补肾强腰。合用两千透共奏行气活血通络、祛风湿补肝肾之功。

三诊：

患者4周后复诊，腰痛、下肢放射痛明显减轻，行走略有疼痛感。予继续服用二诊方药14剂后痊愈。

第八节　腰椎管狭窄症

病案一

蔡某某，女，52岁。2017年3月30日初诊。

【主诉】腰痛伴间歇性跛行，活动受限1年余。

【现病史】患者1年前无明显诱因开始出现腰部疼痛，行走30米左右开始出现腰痛伴双下肢胀痛、跛行，坐下或下蹲休息后症状可减轻，严重影响日常生活，曾到外院门诊诊治，症状反复。现患者腰痛伴间歇性跛行，活动受限，胃纳可，头痛，午后自感体内发热，肢体困重无恶寒不适，常伴有鼻干口渴，烦躁。舌红，苔薄黄，脉弦数。

【体格检查】腰部肌肉稍紧张，L_4/L_5、L_5/S_1棘突间轻压痛，叩击痛（－），腰椎各棘突间未触及明显阶梯感，双侧直腿抬高试验70°（－），加强试验（－），双侧"4"字试验（－），双侧屈髋屈膝试验（－），双侧股神经牵拉试验（＋），双下肢膝腱反射正常，跟腱反射减弱。

【辅助检查】X线片提示：L_5椎体不稳，L_5/S_1椎间盘退行性病变。腰椎MRI示：L_5/S_1椎间盘向后轻度突出，黄韧带增厚，相应水平椎管狭窄，脊髓受压迫。

【西医诊断】腰椎管狭窄症。

【中医诊断】痹证（湿热闭阻）。

【治法】清热祛湿，解肌止痛。

【处方】柴葛解肌汤加减。

柴　胡10g	葛　根15g	白　芷15g	羌　活10g
黄　芩10g	石　膏20g（先煎）	桔梗15g	白　芍15g
甘　草6g	徐长卿15g	大　枣10g	天花粉10g

尼美舒利分散片1片每天2次，口服；谷维素片、地巴唑片、复合维生素B片1片，每天3次，口服。

筋骨疗伤膏外用，四黄膏外敷。指导进行"小飞燕""抱腿滚"等腰腹锻炼，定期门诊复查。

【分析】方用柴葛解肌汤加徐长卿、天花粉，方中葛根既能解肌退热，又可生津止渴，柴胡尤擅疏肝解肌透热，行气止痛，二药合用解肌透热，共为君药；羌活、徐长卿、白芷祛风湿、止痹痛、通经络，兼除头目之痛，为臣药；黄芩、石膏清泄里热，桔梗疏散外邪、调理气机，白芍、大枣调和营卫、缓急止痛，天花粉助葛根生津止渴，俱为佐药；甘草调和诸药为使药。

二诊：

患者疼痛有所减轻，但仍有间歇性跛行，已无鼻干口渴、烦躁症状，近日神疲乏力，肢体困重，咳嗽痰多，色白。舌淡紫，苔白腻，脉弦滑。

【治法】祛湿通络，行气止痛。

【处方】五苓散、二陈汤、丹参饮加减。

丹　参15g　陈　皮6g　法半夏10g　砂　仁6g（后下）
茯　苓15g　炙甘草6g　猪　苓15g　桂　枝6g
泽　泻15g　白　术10g　乌　梅10g

【分析】方用五苓散合二陈汤合丹参饮去檀香，方中重用泽泻利水祛湿，茯苓、猪苓渗湿止痛，共为君药；白术健脾燥湿、行气止痛，桂枝温经通脉、解肌止痛，丹参活血化瘀止痛，砂仁和胃行气止痛，共为臣药；陈皮理气燥湿化痰，法半夏燥湿化痰，乌梅敛阴以防陈皮、法半夏温燥辛散伤正，俱为佐药；炙甘草缓急止痛、调和诸药为使药。

余治疗同前。

三诊：

患者腰痛明显减轻，间歇性跛行好转，余无明显不适。中药予上方加鸡血藤15g，忍冬藤15g活血通络止痛。余治疗同前。患者连服中药14剂，腰部疼痛明显减轻，活动好转。

病案二

吴某某，男，64岁。2017年1月19日初诊。

【主诉】反复腰痛伴间歇性跛行2年，加重1周。

【现病史】患者2年前开始出现腰部疼痛，行走100米左右开始出现腰痛伴右下肢酸痛、乏力、跛行，坐下或下蹲休息后症状减轻，可继续行走，一直未系统治疗，在家自敷中草药，症状无明显改善。1周前患者腰痛伴间歇性跛行加重，行走20米左右出现右下肢麻木胀痛，跛行，休息可缓解，胃纳差，神疲乏力，畏寒喜暖。舌淡胖，苔薄白，脉细。

【体格检查】腰部肌肉稍紧张，L_4/L_5棘突间触及明显阶梯感，局部压痛，叩击痛（-），双侧直腿抬高试验75°（-），加强试验（-），双侧"4字"试验（-），双侧屈髋屈膝试验（-），右侧股神经牵拉试验（+），双侧膝腱、跟腱反射正常。

【辅助检查】X线片提示：L_4椎体向前Ⅰ度滑脱。腰椎MRI示：L_4椎体向前Ⅰ度滑脱，椎管狭窄。

【西医诊断】腰椎管狭窄症。

【中医诊断】痹证（脾肾亏虚）。

【治法】健脾补肾，通络止痛。

【处方】自拟养人汤加减。

黄　芪30g　党　参15g　白扁豆15g　砂　仁6g（后下）
石菖蒲10g　当　归6g　熟地黄15g　丹　参15g
莪　术10g　淫羊藿10g　肉苁蓉10g　大　枣15g

尼美舒利分散片1片，每天2次，口服；谷维素片、地巴唑片、复合维生素B片各1片，每天3次，口服。

筋骨疗伤膏外用，四黄膏外敷。指导进行"小飞燕""抱腿滚"等腰腹锻炼，定期门诊复查。

【分析】方用自拟养人汤，方中黄芪补气健脾之功显著，合用党参补脾益气之功更强，两者同为君药。白扁豆、砂仁、石菖蒲三药为臣药，三者合用可悦脾、化湿、行滞，助黄芪、党参健脾运脾。患者脾气亏虚，气血生化无源，肝络失养，筋脉失荣，不荣则痛；气血运行不畅，久而成瘀，血瘀则壅塞脉道、筋络，不通则痛；故方中用当归、熟地黄、丹参补血活血，此三药亦为臣药。莪术一药既可活血化瘀，又可行滞健脾，此处应用一举两得。肾为先天之本，脾为后天之本，脾之健运，化生精微，须借助于肾阳的推动，故有"脾阳根于肾阳"之说。脾胃之腐熟消化饮食水谷，必赖此相火相助始能完成，故方中佐以淫羊藿、肉苁蓉两药温补肾阳，助脾胃运化。莪术行气消积止痛，同为佐药，最后使以大枣调和诸药。

二诊：

患者腰部疼痛减轻，仍有间歇性跛行，两胁部胀痛，余基本同前。中药予上方加郁金10g行气化瘀止痛。余治疗同前。

三诊：

患者腰痛较前减轻，间歇性跛行好转，活动尚可，两侧胁肋部仍有疼痛，咽干口燥。舌红少津，苔薄白，脉弦细。

【治法】滋补肝肾，通络止痛。

【处方】一贯煎合自拟养血汤加减。

沙　参15g　麦　冬15g　生地黄15g　枸杞子10g

川楝子6g　当　归6g　鸡血藤15g　桂　枝6g

鹿衔草10g　木　瓜10g　牛　膝10g　淫羊藿10g

【分析】方用一贯煎合自拟养血汤，方中生地黄益肾滋肝，枸杞子补肝肾、益精血，淫羊藿温肾助阳，阳中求阴，三药共奏滋补肝肾之功，共为君药；沙参、麦冬养阴生津，加强生地黄滋阴补肾之效，为臣药；川楝子疏肝行气止痛，当归、鸡血藤养血活血止痛，桂枝、木瓜、鹿衔草祛痹、通络止痛，俱为佐药；牛膝引药下行到腰部及下肢，为使药。诸药相伍，共奏滋补肝肾，通络止痛之功。

余治疗同前。患者连服中药14剂，腰部疼痛伴间歇性跛行明显减轻，活动好转。

第九节　骨质疏松症

病案

林某，女，81岁。2017年10月11日初诊。

【现病史】患者5年前无明显诱因下出现腰背部疼痛，伴身倦乏力，外院门诊治疗后，症状反复，1周前症状明显加重，腰部活动受限，伴头晕目眩，自汗，气短无力，项背强直，口干，纳眠可，二便调。舌质淡，苔薄，脉细弱。

【体格检查】腰椎明显后凸畸形，腰背肌明显紧张，腰背部广泛压痛（＋），叩击痛（－），双下肢直腿抬高试验（－），双下肢末端感觉、血运及趾活动正常。

【西医诊断】骨质疏松症。

【中医诊断】骨痿（气血亏虚）。

【治法】补益气血，化精生髓。

【处方】八珍汤合玉屏风散加葛根、大枣。

党　参15g　白　术10g　茯　苓15g　炙甘草6g

熟地黄15g　白　芍15g　当　归6g　川　芎6g

黄　芪30g　防　风15g　葛　根10g　大　枣15g

尼美舒利分散片1片，每天2次，口服。

本院制剂温性经筋通贴外敷。

【分析】本方以八珍汤为主方，辅以玉屏风散，再配合以葛根、大枣。患者年老体虚，气血失调，精血两亏，精血无以滋养筋骨，则筋骨萎缩。气血运行迟缓，经络气血不畅，骨骼失养，日久髓减骨枯，发为本病。吴昆《医方考》卷三："血气俱虚者，此方主之。人之身，气血而已。气者百骸之父，血者百骸之母，不可使其失养者也。"方中人参甘温，大补元气；白术苦温，燥脾补气；茯苓甘淡，渗湿泄热；甘草甘平，和中益土。四君人参、白术、茯苓、甘草，甘温之品也，所以补气。当归补血养肝，和血调经；熟地黄滋阴补血；白芍养血柔肝和宫；川芎活血行气，畅通气血。四物合用，补而不滞，滋而不腻，养血活血，可使宫血调和。四物，质润之品也，所以补血。气旺则百骸资之以生，血旺则百骸资之以养，形体既充，则百邪不入。患者自汗，气短无力，结合舌脉，考虑患者腠理不固，外感风邪，辅以玉屏风散。方中黄芪甘温，内补脾肺之气，外可固表止汗；白术健脾益气，助黄芪以加强益气固表之功；防风走表而散风邪，合黄芪、白术以益气祛邪，且黄芪得防风，固表而不致留邪，防风得黄芪，祛邪而不伤正，有补中寓疏，散中寓补之意。配合以葛根解肌止渴、升发药性，鼓舞机体正气上升，津液布行。大枣补中益气、养血安神，为使药，调和诸药。

二诊：

患者服上方7剂，腰背部疼痛较前减轻，项背强直较前明显改善，未见明显自汗，稍感乏力。舌淡，苔薄白，脉细。

患者疼痛有所减轻，停用尼美舒利分散片，现无自汗，去玉屏风散。

【处方】八珍汤加葛根、大枣、五指毛桃、五加皮。

党　参15g　白　术10g　茯　苓15g　炙甘草6g

熟地黄15g　白　芍15g　当　归6g　川　芎6g

葛　根10g　大　枣15g　五指毛桃30g　五加皮10g

【分析】原方去玉屏风散，加以五指毛桃、五加皮。五指毛桃，健脾补肺，行气利湿，舒筋活络；五加皮，祛风湿，补益肝肾，强筋壮骨。患者疼痛急性期已过，加以"二五"攻补兼施，舒筋活络。余治疗同前。

三诊：

患者服上方14剂，腰背部疼痛较前明显减轻，颈腰部各向活动可，无气短乏力自汗，无口干口苦，无双下肢麻木肿胀，纳眠可，二便调。舌淡红，苔薄，脉弦。

【处方】八珍汤加五指毛桃、五加皮、千年健、千斤拔、大枣。

党　参15g　白　术10g　茯　苓15g　炙甘草6g

熟地黄15g　白　芍15g　当　归6g　川　芎6g

大　枣15g　五指毛桃30g　五加皮10g　千年健10g

千斤拔10g

【分析】在上方基础上，去葛根，加千年健、千斤拔。疾病后期，患者气血、肝肾俱虚，补益气血基础上，兼以"二千"，即千年健、千斤拔，补益肝肾、祛风湿、强筋壮骨。此方续服1月，巩固疗效。

1月后随访，患者诸症基本全消，能进行基本日常生活，偶见腰背部酸痛不适，休息后症状可见明显缓解。

第十节　梨状肌综合征

病案一

吴某某，女，60岁。2016年9月8日初诊。

【主诉】左臀部疼痛半年余，加重2天。

现病史：患者半年前受凉后开始出现左臀部疼痛，在家休养后症状未见明显缓解，曾在外院就诊，外院医生以"腰椎间盘突出症"进行治疗，症状改善不明显。2天前患者左臀部疼痛症状加重，遇寒冷刺激后疼痛加重，并伴有左臀腿部火烧样疼痛，咳嗽时疼痛加重，遂来门诊就诊。胃纳可，全身酸楚重着感明显。舌淡，苔白腻，脉濡缓。

【体格检查】患者有疼痛性跛行，轻度小腿肌萎缩，左臀部（环跳穴附近）可扪及条索状物（纤维瘢痕）。"4"字试验时诱发坐骨神经痛。

【辅助检查】腰椎CT示腰椎间盘退变。

【西医诊断】梨状肌综合征。

【中医诊断】痹证（风寒湿阻型）。

【治法】活血祛风，除湿通络。

【处方】自拟养血汤合五指毛桃、五加皮、刘寄奴、白术。

当　归6g　桂　枝6g　熟地黄15g　鸡血藤15g

鹿衔草10g　木　瓜10g　牛　膝10g　淫羊藿10g

五指毛桃30g　五加皮10g　刘寄奴15g　白　术15g

水煎服，每天1剂。

尼美舒利分散片1片，每天2次，口服。

紫草油纱外用。

【分析】患者年老，阳气虚衰，复因感受寒邪，阳气受损，出现左侧臀部疼痛。《黄帝内经》曰："阳气者，若于天日，失其所则折寿而不彰。"祖国医学认为"阳气者，精则养神，柔则养筋"，说明阳气的强弱和疾病的致病关系。患者素体虚弱，复感外邪，损伤阳气，则病入三阳，气血失调、经脉闭阻，故本病当以祛风除湿、活血通络为法。

方中桂枝温通经脉，散寒止痛，助阳化气。白术健脾益气，燥湿利水。五加皮祛风湿，补益肝肾，强筋壮骨，利水消肿。木瓜舒筋活络，祛湿除痹。刘寄奴破血通经，消积除胀，《本草汇》云："刘寄奴，入手少阴、足太阴经。通经佐破血之方，散郁辅辛香之剂。按刘寄奴破血之仙剂也，其性善走，专入血分，味苦归心，而温暖之性，又与脾部相宜，故两入。盖心主血，脾裹血，所以专疗血证也。"鸡血藤补血行血，通经活络。当归补血、活血，通络止痛。牛膝补肝肾，强腰膝，《神龙本草经》云（牛膝）："寒湿痿痹，四肢拘挛，膝痛不可屈伸。"诸药合用，共奏养血活血、祛风除湿、舒筋活络、行瘀定痛之效。

二诊：

患者左臀部疼痛较前有所减轻，症状较前有所缓解，近日有目眩心悸，短气而咳，余无不适。查体见舌苔白滑，脉沉紧。辨证为脾失健运，气化不利，水湿内停。

遂在原方自拟养血汤的基础上增加苓桂术甘汤以温阳化饮，健脾利湿。余治疗同前。

三诊：

患者左臀部火烧样疼痛较前明显减轻，但遇寒加重现象仍有，肢体发凉。舌淡，苔腻，脉沉紧。

【治法】祛风除湿，散寒通络。

【处方】独活寄生汤加减。

独　活15g　桑寄生15g　杜　仲12g　牛　膝15g

桂　枝6g　茯　苓15g　细　辛3g　防　风10g

秦　艽12g　党　参15g　川　芎10g　甘　草6g

赤　芍12g　熟地黄15g　当　归6g

尼美舒利分散片1片，每天2次，口服。

紫草油纱外用。

【分析】患者在前期自拟养血汤等治疗的基础上，虚弱之血得以温养，受损之阳气得以恢复，阻滞之经脉得以疏通，因而患者疼痛等症状明显好转，但是患者素体阳气亏虚，中阳不振，水湿停聚，故而祛风除湿非一日之功。在三诊方中选用独活寄生汤，该方出自《备急千金要方》，是治疗痹证日久，风寒湿邪留滞经络，肝肾不足，气血两虚的名方。方中重用独活为君，辛苦微温，善治伏风，除久痹，擅长祛除筋骨间的风寒湿邪。臣药以细辛、防风、秦艽、桂枝，细辛入少阴肾经，搜剔阴经风、寒、湿邪，桂枝温经散寒，通利血脉，秦艽利关节祛风湿舒筋活络，防风祛一身之风而胜湿。以上君药、臣药相配伍，共祛风寒湿邪。患者痹证日久，肝肾亏虚，气血不足，故加入杜仲、桑寄生、牛膝以补肝肾、强筋骨；当归、川芎、白芍、熟地黄养血和血，茯苓、党参、甘草健脾益气。当归、川芎、牛膝、桂枝活血，遵"治风先治血，血行风自灭"之古训。

本方的配伍特点是以祛风除湿、散寒通络药物为主，佐以补肝肾、养气血之药，邪正兼顾。诸药合用，使风寒湿邪尽除，肝肾强健，痹证得除。

结果，连服中药21剂，患者左臀部疼痛基本消失，全身酸楚感尽无，触诊左臀部条索状物消失。

病案二

梁某某，女，65岁。2016年12月29日初诊。

【主诉】右臀部疼痛伴右小腿麻木3月，加重1周。

【现病史】患者3个月前进食大量啤酒后开始出现右臀部疼痛并伴有右小腿麻木感，在家休养及在当地社区门诊行针灸按摩等治疗，症状可稍缓解，但仍有右臀部疼痛及右小腿麻木感。1周前患者自觉右臀部疼痛症状加重，疼痛可放射到右侧大腿后侧，右小腿麻木，屈曲困难，发生过夜间痛醒的情况。遂至门诊就诊。患者就诊时胃纳可，平素喜食肥甘厚味，喜饮酒。久居广州。大便秘结，小便短赤。舌质红，苔薄黄，脉滑数。

【体格检查】患者右臀部稍肿胀，压痛（＋），环跳穴处压痛（＋）。"4"字试验时诱发坐骨神经痛，疼痛从右臀部经大腿后方向小腿和足部放射。右下肢肌力4+。

【辅助检查】腰椎X线片示腰椎骨质增生，椎间隙稍变窄。

【西医诊断】梨状肌综合征。

【中医诊断】筋结（湿热痹阻型）。

【治法】补血养血，清利湿热，通络止痛。

【处方】二四汤合两千透加减。

熟地黄15g　当　归6g　白　芍15g　川　芎6g

黄　柏10g　苍　术10g　牛　膝15g　薏苡仁20g

千年健15g　千斤拔15g　连钱草15g

清水煎服，每天1剂。

塞来昔布胶囊1片，口服，每天1次。

紫草油纱外用。

【分析】患者生长于广州，久居岭南。岭南毗邻沿海，气候炎热，降雨充沛，环境湿热。朱丹溪在《丹溪心法》中说："东南之人，多是湿土生痰，痰生热。"再加上患者喜食肥甘厚腻，肥甘之味容易积滞，导致痰饮湿邪停积于体内，日久化热，体内之湿热之邪与外界自然环境之湿热之邪同气相求，互为影响，因而造成了患者湿热集聚，阻滞经脉气机。痰湿为阴邪，易趋人体下位，因而患者右臀部及右下肢痹痛。

首诊所拟处方为四物汤、四妙散加千斤拔、千年健、连钱草所化裁组成。"四物汤"是中医补血、养血的经典药方，四物汤药方化裁于仲景的芎归胶艾汤，最早记载于唐朝蔺道人著的《仙授理伤续断秘方》。王晋三在《古方选注》中曰，"四物汤，物，类也，四者相类而仍各具一性，各建一功""并行不悖，芎归入少阳主升，芍地入阴主降，芎䓖郁者达之，当归虚者补之，芍药实者泻之，地黄急者缓之"。本方以甘温味厚的熟地黄为主，滋阴养血。配伍当归补血养肝，和血调经；白芍养血和营以增强补血之力；川芎活血行气，调畅气血。综合全方，补血而不滞血，和血而不伤血，因此，血虚者可用之以补血，血瘀者可用之以活血，是既能补血养血，又能活血的常用方剂。四妙散出自《成方便读》，四妙散中黄柏为君，取其苦以燥湿，寒以清热，其性沉降，善清下焦湿热；苍术辛散苦燥，长于健脾燥湿，二药配伍，清热燥湿，标本兼顾。牛膝补肝肾、祛风湿，引药下行，薏苡仁利湿舒筋。《黄帝内经》云"治痿独取阳明"，薏苡仁独入阳明，祛湿热而利经筋，以上四味药物合用，为治痿之妙药也。千年健味苦，有祛风湿，壮筋骨的功效。《本草正义》曰："千年健，今恒用以宣通经络，祛风逐痹颇有应验。"千斤拔有祛风利湿，消瘀解毒的作用，《岭南采药录》记载（千斤拔）"祛风去湿"。连钱草祛风除湿，如《本草纲目》记载"治筋骨一切风湿疼痛挛缩"。纵观全方，用四物汤、四妙散等合方，四物汤功用补血调血，其组合得体，补血行血而不破血滞血，补中有散，散中有收；四妙散功用清热利湿，主治湿热下注的四肢麻痹肿痛，再加上祛除风湿的千斤拔、千年健、连钱草共同成方，从而起到清热祛湿、补血养血、舒筋通络之功。

二诊：

患者右臀部疼痛较首诊时减轻过半，右小腿麻木感明显好转，但出现腰部酸痛无力，大便溏，小便清长。舌淡，苔白，脉沉细。

【治法】温肾壮阳，温煦经脉。

【处方】自拟养肾方加减。

锁　阳10g　乌　药6g　　熟地黄10g　丹　参15g

金樱子10g　覆盆子10g　肉苁蓉10g　益智仁10g

清水煎服，每天1剂。

塞来昔布胶囊1颗，口服，每天1次。

温通膏外用。

【分析】患者经过首诊处理以后，自觉右臀部疼痛较首诊时减轻过半，右小腿麻木感明显好转。但患者自觉自己为湿热体质，在服用中药同时，又自行煲苦瓜等苦寒伤中之物，复加劳累耗损正气，导致阳气受损。时值隆冬，阳气闭藏，阴气旺盛，阴冷之邪耗损，导致患者肾阳严重受损，阳气衰败，因而出现腰部酸痛无力，大便溏，小便清长，舌淡，苔白，脉沉细等一派肾阳虚衰之象。故二诊在拟方时，以温肾壮阳、温煦经脉为治法。锁阳补肾阳，益精血，是为君药；熟地黄补血养阴，填精益髓；乌药行气止痛，温肾散寒；丹参活血祛瘀，通经止痛。金樱子补肾固精，《本草经疏》记载（金樱子）："此药气温味酸涩，入三经而收敛虚脱之气。"覆盆子、肉苁蓉补肾固精益精，《药性论》曰：（肉苁蓉）"益髓，悦颜色，壮阳，大补益。"益智仁补肾涩精。熟地黄、金樱子、覆盆子、肉苁蓉、益智仁是为臣药；为防滋腻太过，以丹参活血化瘀、乌药行气止痛，是为佐药。以上诸药合用，共奏温阳补肾、通络止痛之效。

三诊：

患者诉右臀部稍有疼痛，已无下肢麻木，腰部酸痛明显改善，二便调，时有头晕不适。舌微红，脉弦。

遂在二诊自拟养肾方的基础上，增加天麻20g、钩藤15g、决明子10g、白芷10g，以清肝息风、定眩止痛。余治疗同前。

结果，连服中药21剂，患者右臀部已无疼痛，右下肢无麻木，腰痛及头晕等症状皆消失，查体触诊右臀部条索状物消失。

第十一节　股骨头坏死

病案一

魏某某，男，62岁。2016年7月14日初诊。

【主诉】右髋疼痛、活动受限2年。

【现病史】患者2年前无明显诱因出现右髋部疼痛，站立行走时疼痛明显，自行贴敷药膏治疗，未做系统诊治，症状反复。现患者疼痛逐渐加重，活动受限，倦怠，少气懒言，纳差，便溏。舌质暗淡边有齿痕，苔白，脉细弱。

【体格检查】右侧髋部、腹股沟处压痛，右侧股骨大转子处叩痛，右髋关节内旋活动受限，右侧"4"字征阳性，托马斯征阳性。

【辅助检查】X线片（双髋正位+髋关节蛙位）示：右侧股骨头囊性变，边缘骨硬化。双髋MRI示：右髋T1WI序列软骨下带状低信号，T2WI序列见"双线征"。

【西医诊断】右侧股骨头坏死。

【中医诊断】骨蚀（脾胃亏虚）。

【治法】健脾养血。

【处方】自拟养人汤加大枣。

黄　芪 30g　党　参 15g　熟地黄 15g　丹　参 15g

扁　豆 10g　莪　术 10g　淫羊藿 10g　石菖蒲 10g

肉苁蓉 10g　大　枣 10g　当　归 6g　砂　仁 6g（后下）

尼美舒利分散片0.1g，每天2次，口服。患者注意控制体重，戒酒。

【分析】方用自拟养人汤，本方以健脾为主，兼以活血止痛，方中黄芪补气健脾之功显著，合用党参补脾益气之功更强，两者同为君药。白扁豆、砂仁、石菖蒲三药合用可悦脾、化湿、行滞，助黄芪、党参健脾运脾，当归、熟地黄、丹参补血活血，共为臣药。莪术一药既可活血化瘀，又可行滞健脾，此处应用一举两得。佐以淫羊藿、肉苁蓉两药温补肾阳，补先天以养后天，助脾胃运化。大枣调和诸药、兼养脾胃为使。

二诊：

患者诉右髋疼痛有所减轻，肢体困重，胃纳一般。舌质暗淡边有齿印，苔白，脉细稍弱。

治疗同前。

三诊：

患者诉右髋疼痛进一步减轻，活动较前有所改善，偶有腰膝酸软，余无明显不适。舌质暗淡边有齿印，苔白，脉细稍弱。

【处方】养肾方合苓桂术甘汤。

熟地黄15g　肉苁蓉10g　锁　阳10g　茯　苓15g

白　术10g　金樱子10g　覆盆子10g　益智仁10g

丹　参15g　桂　枝6g　乌　药6g　炙甘草6g

塞来昔布0.2g，每天1次。

筋骨疗伤膏外用。

【分析】自拟养肾方合苓桂术甘汤，方中熟地黄、肉苁蓉、锁阳共为君药，补肾填精，补先天以养后天。茯苓、白术益气健脾，金樱子、覆盆子、益智仁入肝肾，加强君药补肾之功，共为臣药。佐以丹参活血通经，桂枝温阳化气，乌药行气止痛。炙甘草合桂枝辛甘化阳，加强温补中阳，同时又可调和诸药，兼具佐使之用。

结果，患者连续治疗1个月，右髋疼痛明显减轻，活动功能改善。

病案二

余某某，男，33岁。2015年4月9日初诊。

【主诉】双髋反复疼痛1年余，加重伴活动受限3个月。

【现病史】患者1年前无明显诱因开始出现双髋反复疼痛，髋部活动不利，间断自行服用止痛药物治疗（具体成分不详），疼痛可缓解，当时未做系统诊治，症状时有反复。3个月前感觉疼痛加重，双髋活动明显受限，下蹲困难，无法如厕，休息后无明显缓解，严重影响日常生活，胸膈痞闷，时有口干口苦、发热目赤，小便黄，大便黏腻。舌质暗红，苔黄腻，脉滑数。患者有长期酗酒史。

【体格检查】双侧髋部、腹股沟处压痛，股骨大转子处叩痛，左髋关节内旋活动受限，右髋内旋、外旋、外展活动均受限，双侧"4"字征阳性，双侧托马斯征阳性。

【辅助检查】X线片（双髋正位+髋关节蛙位）示：左侧股骨头光整，其内可见囊性变，边缘骨质硬化；右侧股骨头变扁，其内可见新月形透亮区。双髋MRI示：左髋T1WI序列软骨下带状低信号，T2WI序列见"双线征"；右髋股骨头变扁，软骨表面欠光整，T1WI序列软骨下不均匀低信号，T2WI序列见新月形高信号区。考虑双侧股骨头坏死。

【西医诊断】双侧股骨头坏死。

【中医诊断】骨蚀（湿热闭阻）。

【治法】分消湿热，温中健脾。

【处方】葛花解醒汤。

葛　花15g　豆　蔻15g　砂　仁15g　党　参15g
茯　苓15g　猪　苓10g　干　姜6g　神　曲6g
泽　泻10g　白　术10g　陈　皮6g　木　香6g
青　皮6g

尼美舒利分散片0.1g，每天2次，口服；硫酸氨基葡萄糖胶囊250mg，每天2次，口服。嘱患者控制体重，戒酒，使用手杖或双拐减轻髋关节负重。

【分析】方用葛花解醒汤，患者有酗酒史，过饮无度，湿热之毒积于脾胃，湿浊内阻，方中葛花独入阳明，解酒醒脾，能使酒湿从表而解，豆蔻、砂仁皆辛散解酒，芳香醒脾，共为君药；臣以神曲消食和胃，尤善消酒食陈腐之积；茯苓、猪苓、泽泻渗湿利湿，引酒湿从小便而解；恣饮无度，多伤脾胃，故以党参、白术补中健脾，干姜温运化湿；木香、青皮、陈皮行气燥湿，共为佐药。

二诊：

患者诉双髋疼痛减轻，左髋活动稍有改善，余情况基本同前。

中药守前方加枳椇子以利湿热，解酒毒，化酒湿，余治疗同前。

三诊：

患者诉双髋疼痛明显减轻，活动功能较前改善，口干口苦，大便黏腻。舌红，苔黄腻，脉滑数。

【治法】清热利湿，养血健脾。

【处方】二四汤合苓桂术甘汤。

黄　柏15g　苍　术15g　牛　膝15g　薏苡仁20g

熟地黄15g　当　归6g　川　芎6g　白　芍15g

茯　苓15g　桂　枝6g　白　术10g　炙甘草6g

尼美舒利分散片0.1g，每天2次，口服。

五子散热敷。

【分析】方用二四汤合苓桂术甘汤，二四汤即四妙散、四物汤合方。四妙散功用清热利湿，主治湿热下注的四肢麻痹肿痛，方中黄柏为君药，清热燥湿，善除下焦之湿热。苍术苦温，健脾燥湿除痹，增强黄柏燥湿之功，为臣药。薏苡仁利水渗湿，健脾除痹，为佐药。牛膝活血通经，补肝肾，强筋骨，且引药下行，同时为佐使药。四物汤组合得体，动静相宜，补血而不滞血，行血而不破血，补中有散，散中有收，为补血调血之良方。苓桂术甘汤温阳化饮，健脾利湿。三方合用，分利湿热，兼以养血健脾，达到祛湿不助热，清热不留湿之功。

结果，患者连续治疗两个月，双髋疼痛基本缓解，左髋活动功能明显改善，右髋活动度有所提高，可恢复大部分日常工作生活。

第十二节　膝关节骨性关节炎

病案一

李某某，女，59岁。2016年12月29日初诊。

【主诉】双膝关节疼痛肿胀5年，加重伴活动受限6个月。

【现病史】患者5年前出现双膝关节疼痛肿胀，6个月前症状加重伴活动受限。上下楼梯困难，行走困难。腰膝酸软，伴有耳鸣，咽干口燥，平素失眠多梦，头眩心悸，胸脘隐痛痞闷，纳稍差，少许咳嗽咳痰。舌质红，苔薄白微腻，脉细濡。

【体格检查】双膝关节内翻畸形，活动受限，浮髌试验（－），局部压痛（＋＋）。X线片示：双膝关节病，双膝关节见较多骨赘增生，关节面硬化，关节间隙变窄。Kellgren/Lawrence（KL）的骨性关节炎放射学分级Ⅳ级。

【西医诊断】膝关节骨性关节炎。

【中医诊断】膝痹病（肝肾不足兼痰湿阻络）。

【治法】补益肝肾，化痰通络。

【处方】一贯煎合二陈汤、交泰丸。

北沙参15g　麦　冬15g　当　归10g　生地黄10g

枸杞子15g　法半夏10g　陈　皮6g　茯　苓15g

黄　连10g　肉　桂6g　炙甘草6g

12剂，水煎服，每天1剂。

尼美舒利分散片1片，口服，每天2次。

【分析】膝痹病病机是"本虚标实，外邪闭阻，筋骨失养"，治疗需注意标本兼顾。首诊患者见腰膝酸软，耳鸣，咽干口燥、心悸、失眠多梦，均为肝肾不足之表现，加之痰湿为患，出现头眩、胸脘隐痛痞闷，纳差，咳嗽咳痰等证。结合舌红，苔薄白微腻，脉细濡，辨证为肝肾阴虚兼痰湿阻络，处方以补益肝肾、化痰通络，用一贯煎合二陈汤加减化裁；且患者平素失眠多梦心烦，为肾水不足不能上升而济于心阳，升降失常，水火不济，故佐以交泰丸，用黄连清心泻火，肉桂补下元以扶肾之不足，使交通心肾、水火互济。

二诊：

患者上方连服12剂，双膝疼痛减轻，症状较前缓解，睡眠改善，胸脘隐痛痞闷好转，无咳嗽咳痰，但仍腰膝酸软，伴心烦热、咽干口渴。

【处方】一贯煎合六味地黄汤加牛膝。

生地黄15g　山茱萸10g　山　药10g　牡丹皮10g

泽　泻10g　茯　苓15g　北沙参15g　麦　冬15g

当　归10g　枸杞子15g　怀牛膝10g　炙甘草6g

川楝子10g

14剂，水煎服，每天1剂；余治疗同前。

【分析】症状缓解，痰湿之邪已除，但仍腰膝酸软，伴心烦热、咽干口渴，为肝肾阴虚之证，处方六味地黄汤合一贯煎加减化裁以补肝肾之阴。

三诊：

患者服上药后，疼痛较前明显缓解，但膝关节活动仍屈伸不利，伴失眠多梦心烦，无咽干口燥。舌质淡，脉细。

【治法】补益肝肾，舒利关节。

【处方】六味地黄汤合交泰丸加五指毛桃、五加皮、白芍、甘草。

熟地黄10g　山茱萸10g　山　药10g　牡丹皮10g

泽　泻10g　茯　苓15g　五加皮10g　五指毛桃15g

白　芍10g　黄　连10g　肉　桂6g　炙甘草6g

【分析】患者肝肾阴虚、筋脉失濡见膝关节活动屈伸不利，以六味地黄汤加五加皮、五指毛桃滋补肝肾，并予芍药甘草汤中白芍之酸寒和甘草之甘温相伍，酸甘化阴，起柔筋止痛之效。仍以交泰丸交通心肾解除患者心烦失眠多梦之苦。

患者连服14剂，随访诉膝关节痛症状缓解，已无失眠多梦，膝关节活动改善。

病案二

方某某，女，64岁。2017年8月3日初诊。

【主诉】右膝部疼痛反复发作15年余。

【现病史】患者于15年前出现右膝部疼痛，症状反复发作。上下楼梯及行走时疼痛明显，腰膝酸软无力，伴有疲倦乏力，偶有手足不温，舌质淡，苔白，脉细。患者平素性情抑郁，少言寡语，诉围绝经期后开始出现右膝关节疼痛。

【体格检查】右膝关节轻度内翻畸形，活动轻度受限，浮髌试验（＋），膝前及内侧压痛（＋）。

【辅助检查】X线片示：右膝关节病，右膝关节见骨赘增生，内侧关节间隙变窄。Kellgren/Lawrence（KL）的骨性关节炎放射学分级Ⅲ级。

【西医诊断】膝关节骨性关节炎。

【中医诊断】膝痹病（肝肾阴虚）。

【治法】补益肝肾，通络止痛。

【处方】自拟养血汤加减。

当　归6g　桂　枝6g　熟地黄15g　鸡血藤15g
鹿衔草10g　木　瓜10g　牛　膝10g　淫羊藿10g

7剂，水煎服，每天1剂。

指导行膝关节肌肉功能锻炼，嘱减少深蹲及盘腿等动作。

【分析】患者右膝关节反复疼痛15年余，膝痹病迁延日久，易致肝肾不足、血不荣筋，出现膝酸痛无力诸症。治以补益肝肾，养血通络。首诊以自拟养血汤化裁，方中当归、熟地黄养肝补血、活血止痛，二药同为君药，合用共奏养筋通络、补血理肝之效。以桂枝温通经脉、鸡血藤补血活血、通络止痛，助当归养血活血，三药共为臣药。鹿衔草、淫羊藿、牛膝补肝肾精气、强筋骨；木瓜养肝舒筋通利关节。

二诊：

患者首诊连服7剂后，右膝疼痛减轻，活动改善，腰膝酸软乏力好转，伴心烦热、咽干口渴。舌质淡，苔少，脉弦细。

【处方】自拟养血汤合一贯煎。

当　归6g　桂　枝6g　熟地黄15g　鸡血藤15g

鹿衔草10g　木　瓜10g　牛　膝10g　淫羊藿10g

北沙参12g　麦　冬12g　枸杞子12g　甘　草6g

川楝子10g

12剂，水煎服，每天1剂。余治疗同前。

【分析】患者膝痛缓解，见烦热咽干口燥、苔少、弦脉等肝阴明显不足，故以自拟养血汤合一贯煎补肝阴。

三诊：

患者上方连服12剂，右膝疼痛较前缓解，腰膝酸软乏力好转，诉四肢末端膝以下手足不温仍明显，性情抑郁，少言寡语。舌质淡，苔白，脉弦细。

【处方】自拟养血汤合四逆散。

当　归10g　熟地黄10g　鸡血藤10g　桂　枝6g

鹿衔草10g　木　瓜10g　怀牛膝10g　淫羊藿10g

枳　实10g　柴　胡10g　白　芍10g　甘　草6g

上方连服14剂，诸症皆除，膝痛缓解，手足自温。

【分析】膝痛缓解，虽已经予当归、桂枝、淫羊藿等温补药，但仍有手足不温，分析患者平素性情抑郁，少言寡语，围绝经期后开始出现右膝关节疼痛，10余年来饱受膝痛困扰，肝气失于条达，阳气内郁成厥逆，故见膝以下手足不温，遂以自拟养血汤合四逆散疏郁，肝气条达冲和，则手足不温自除。

第十三节　痛风性关节炎

病案一

谭某，女，77岁。2017年10月24日初诊。

【主诉】左踝肿痛20年，加重1天。

【现病史】患者20年前出现左踝肿痛，每遇食高嘌呤食物或劳累后即出现肿痛症状，服用消炎止痛药物缓解。因外出旅游后出现左踝关节肿痛，遂来就医。患者平素怕冷，现患处肿痛，腹胀纳呆，二便可。舌淡，苔白腻，脉细滑。

【辅助检查】尿酸597 μmol /L。

【体格检查】患者体型肥胖，患处局部稍黯红肿胀，痛不可触，关节活动受限。

【西医诊断】痛风性关节炎。

【中医诊断】痹证（痰浊阻络型）。

【治法】健脾化痰，利水消肿，通络止痛。

【处方】五苓散合二陈汤、两千透加木香加减。

法半夏10g	茯　苓20g	陈　皮15g	甘　草10g
白　术10g	泽　泻10g	猪　苓10g	桂　枝10g
千年健15g	千斤拔15g	连钱草15g	木　香10g

【分析】患者年老体衰，素体痰湿内盛，由此内外合邪，则致痰浊流注关节、肌肉，致使下焦痰湿郁结闭阻，气血运行不畅，出现关节、筋骨、肌肉的红肿热痛、屈伸不利等，从而发为痛风。本方以法半夏为君，燥湿化痰，且可降逆和胃止呕。陈皮、茯苓、白术为臣，理气燥湿，健脾渗湿，气顺而痰消。佐以猪苓、泽泻利水渗湿，以桂枝、千年健、千斤拔、连钱草祛风湿通经络强筋骨。诸药配合，寒热并用，使痰湿除则肿痛消，达到化痰泄浊通络止痛的目的。

173

二诊：

患者左踝肿痛明显缓解，但近日略感风寒，流清涕，咳嗽伴有白痰。舌苔白腻，脉滑。

【治法】散风祛湿，扶正解表。

【处方】败毒散加桔梗、南杏仁（4剂）。

党　参30g　茯　苓15g　柴　胡10g　甘　草6g

前　胡10g　羌　活6g　独　活10g　枳　壳10g

桔　梗10g　川　芎10g　南杏仁10g　薄　荷10g

【处方】五苓散合二陈汤、两千透加木香（10剂）。

法半夏10g　茯　苓20g　陈　皮15g　甘　草10g

白　术10g　泽　泻10g　猪　苓10g　桂　枝10g

千年健15g　千斤拔15g　连钱草15g　木　香10g

【分析】患者偶感风寒，急则治标，方用败毒散补气扶正解表，加桔梗、南杏仁温肺化痰。感冒解后续治疗痛风。

三诊：

患者左踝已无痛，稍有肿胀，肤色正常，患者诉睡眠质量一般，易醒多梦。舌淡，苔白腻，脉弦细滑。

【治法】滋补肝肾，温阳利水。

【处方】一贯煎合五苓散、交泰丸加牛膝。

生地黄15g　枸杞子30g　当　归10g　川楝子10g

黄　连5g　肉　桂10g　白　术15g　泽　泻10g

猪　苓10g　茯　苓20g　桂　枝10g　牛　膝30g

沙　参15g　麦　冬15g

【分析】本病的病机特点为本虚标实。肝肾亏虚为本，风寒、湿热、痰浊、瘀血闭阻经脉为标。经络气血，或痰凝夹瘀，不通则痛，或痰核结聚于脏腑，日久蕴结化热，脏腑功能受损，水毒潴留，发为肾劳。急性期由于痰湿邪外侵，痰瘀浊毒内生，以邪盛标实为主；后期内损脏腑，尤以肝肾亏损多见，以本虚为主。《素问·痹论篇》曰："五脏皆有合，病久而不去者，内舍于其合也。"筋痹不已，则内舍于肝，发为肝痹；骨痹不已，则内舍于肾，发为肾痹；病程日久，母病及子，则成脉痹或心痹。

本方以生地黄、枸杞子为君滋阴养血以补肝肾，白术、茯苓、当归健脾补气活血养血，以猪苓、泽泻利水渗湿，川楝子理气疏肝，黄连与肉桂配伍达到交通心肾的目的。《格致余论》曰："人之有生，心为火居上，肾为水居下，水能升而火有降，一升一降，无有穷已，故生意存焉。"心火下降而交于肾阴，肾水上升而济于心阳，使心肾两脏的阴阳、水火、升降关系处于平衡、相济、协调状态，牛膝舒筋活血通络，又作为引经药，可引药下行直达病所。

结果，患者连服中药21剂，患处肿痛消失，活动正常，嘱患者平日注意饮食，少食高嘌呤食物。

病案二

冯某，女，61岁。2017年11月20日初诊。

【主诉】右足第一跖趾关节肿痛10年，加重2天。

【现病史】患者10年前右足第一跖趾关节肿痛，每遇饮酒或食高嘌呤食物即出现肿痛症状。2天前因食入大量海鲜后出现病症，在家服用双氯芬酸钠缓释片后疼痛未缓解，遂来就诊。现患处肿痛，午后为甚，胸脘痞闷，腹胀纳呆，大便黏腻不爽。舌红，苔黄腻，脉滑数。

【辅助检查】尿酸652 μmol /L。

【体格检查】患处局部黯红肿胀，痛不可触，关节活动受限。

【西医诊断】痛风性关节炎。

【中医诊断】痹证（湿热型）。

【治法】清热解毒，祛风燥湿，消肿止痛。

【处方】二四汤加枳椇子、茺蔚子、两面针、车前子。

黄　柏10g　苍　术10g　牛　膝30g　薏苡仁30g

枳椇子10g　两面针10g　芫蔚子10g　车前子10g

熟地黄10g　当　归6g　白　芍15g　川　芎15g

【分析】本方君以四妙散为主方，苍术燥湿健脾，黄柏性味苦寒，虚实之热皆可用。《珍珠囊》曰："黄柏之用有六：泻膀胱龙火，一也；利小便结，二也；除下焦湿肿，三也；痢疾先见血，四也；脐中痛，五也；补肾不足，壮骨髓，六也。"牛膝活血化瘀通络，为引经药，薏苡仁祛湿热而利筋络。臣药以枳椇子解酒毒，利大小便；两面针行气止痛，活血化瘀；芫蔚子活血祛瘀，渗湿利尿；车前子清热利湿。辅以四物汤活血养血，通络止痛。

本病的病机主要在于湿热下注，由于过食肥甘而致湿热内生。湿热之邪闭阻经脉，气血运行不畅，久之血脉瘀阻，痰浊阻于经络肢节而出现关节赤热、肿大、畸形等。本方标本兼治，急则治其标，以四妙散为首，臣以枳椇子、两面针、芫蔚子、车前子四味，清热解毒、利湿燥湿、消肿止痛，佐以四物汤活血养血通经络。

二诊：

患者右足趾肿痛缓解，处方以上方去两面针，车前子，加萆薢15g、土茯苓30g，以利尿通淋，加速嘌呤排泄。

三诊：

患者右足趾已基本无痛，稍有肿胀，肤色正常，患者诉平日时有便溏。舌淡，苔白腻，脉细弱。

【治法】利水渗湿，温阳化气，健脾养血。

【处方】二四汤合五苓散。

熟地黄15g　当　归6g　白　芍15g　川　芎6g

黄　柏6g　苍　术10g　牛　膝15g　薏苡仁30g

白　术10g　泽　泻10g　猪　苓10g　茯　苓20g

桂　枝10g

【分析】本方以四物汤、四妙散合五苓散为主方加减。以四物汤养血活血通经络，补血而不滞血，行血而不破血，不中有三，散中有收。以五苓散渗湿利水，水行气化，表解脾健，消肿止痛。配合四妙散清热祛湿，寒热并用，标本兼治。

结果，患者连服中药21剂，患处肿痛消失，活动正常，嘱患者平日注意饮食，少食高嘌呤食物。

第十四节　跟痛症

病案

方某，女，43岁。2017年8月17日初诊。

【主诉】反复右足跟部疼痛1年余。

【现病史】患者1年前无明显诱因出现右侧足跟部疼痛，晨起时感疼痛明显，行走后疼痛可缓解，继续行走时疼痛加重，在当地门诊治疗，症状缓解不明显，否认外伤史，否认风湿性疾病病史，遂前往我院就诊。小便稍黄，大便可，月经量少不规律，纳眠可。舌苔薄，苔黄腻，脉滑数。

【体格检查】足部外观无异常，右侧足跟部局部皮肤温度稍高，右侧足跟内侧压痛（＋），无放射痛。

【辅助检查】右足侧位X线片示右侧跟骨骨刺形成。

【西医诊断】右足跟骨骨刺形成。

【中医诊断】痹证（湿热下注）。

【治法】清热祛湿，养血通络，强筋壮骨。

【处方】二四汤合两千透。

熟地黄15g　当　归6g　白　芍15g　川　芎6g

黄　柏10g　苍　术10g　牛　膝15g　薏苡仁20g

千年健10g　千斤拔10g　连钱草15g

尼美舒利分散片1片，每天2次，口服。

五子散外用。

【分析】方用四物汤、四妙散、两千透，四物汤功用补血调血，其组合得体，补血而不滞血，行血而不破血，补中有散，散中有收；四妙散功用清热利湿，主治湿热下注的四肢麻痹肿痛。合用千年健、千斤拔、连钱草以加强祛风除湿、舒筋活络、强筋壮骨、消炎止痛，全方以清热祛湿，养血通络，强筋壮骨。

二诊：

患者诉右足跟部疼痛较前减轻，二便调，纳食差，眠可。舌淡，苔白腻，脉细。

【处方】自拟养人汤合香附、大枣。

当　归6g　　熟地黄15g　丹　参15g　白扁豆10g

莪　术10g　　淫羊藿10g　石菖蒲10g　砂　仁6g（后下）

黄　芪30g　　党　参15g　肉苁蓉10g　香　附6g

大　枣15g

【分析】"脾胃为后天之本，气血生化之源"，而"脾阳根于肾阳"，脾胃虚弱则气血生化乏源，血虚则肝无以藏，筋失养，则筋脉蜷屈，关节挛缩，血瘀则壅塞脉道、筋络，不通则痛。方中黄芪、党参益气健脾为君药。白扁豆、砂仁、石菖蒲三药为臣药，三者合用可悦脾、化湿、行滞，助黄芪、党参健脾运脾。故方中用当归、熟地黄、丹参补血活血，此三药亦为臣药。莪术一药既可活血化瘀，又可行滞健脾，此处应用一举两得。淫羊藿、肉苁蓉两药温补肾阳，助脾胃运化，大枣调和诸药，患者为女性，病程较长且反复，故合用香附疏肝解郁、理气宽中。其余治疗同前。

三诊：

患者右足跟疼痛缓解，行走痛减轻，纳眠可，二便调，月经较规律。

舌淡，苔白，脉弦细。

【处方】自拟养血汤合金铃子散加丹参、香附。

当　归6g　　桂　枝6g　　熟地黄15g　　鸡血藤15g

鹿衔草10g　　木　瓜10g　　牛　膝10g　　淫羊藿10g

川楝子10g　　延胡索15g　　丹　参15g　　香　附6g

【分析】清代名医叶天士提出"初病在经，久病入络"，跟痛症的病理变化亦如此，以"滋补肝肾、养血通络"巩固疗效，故选用自拟养血汤合金铃子散加丹参、香附，方中熟地黄养阴补血，填精益髓为君药；当归养血活血，鸡血藤活血补血，舒筋通络，淫羊藿、牛膝滋补肝肾，上述四药共为臣药；鹿衔草、木瓜舒筋通络、强筋壮骨为佐，桂枝温通经脉，川楝子苦寒入肝，疏肝气，泻肝火；延胡索辛苦温，入肝经，能行血中气滞，香附疏肝解郁，合用丹参以加强活血化瘀、祛瘀止痛的功效。

经上述治疗后，患者右侧足跟疼痛较明显减轻，右足跟部疼痛不影响生活，纳眠可，二便调。舌淡红，苔薄白，脉弦。

第四章

验方撷英

第一节　内服类

　　方坚教授从医30余年，认为骨科多老年性、慢性、劳损性疾病。脾主先天，肾主后天，年过六旬，天癸匮竭，先天亏虚，损及后天，加之乙癸同源，造成肝、脾、肾三脏俱虚。治法以补虚扶正为主，兼顾祛邪，用药忌辛燥、寒凉、有毒、耗气、昂贵，宜平和柔润。针对这一特点，自拟养人汤、养血汤、养筋汤、养骨汤、养肾方等经验方治疗骨科疾病。

　　自拟养人汤以补心脾为主，兼顾化痰，适用于年老、体质素虚、有痰、纳差者。自拟养血汤肝肾同补，养血利水，合苓桂术甘汤治腰腿痛疗效卓著。自拟养筋汤疏肝养胃，利水止痛，网球肘、腱鞘炎、跟腱炎等筋伤、痹证常有应用。自拟养骨汤与养肾方专注补肾，两方以"肾藏精"为理论指导，肾精不足，百病犹生。自拟养骨汤偏重肾精化源不足，直补肾阴肾阳，适合骨折恢复期治疗；自拟养肾方偏重肾精丢失太过，固精缩尿，以固为补，适合夜尿频多者。

　　合方加减方面，若遇青壮年妇女，伴有月经不调者，予妇宝丹加减；伴失眠纳差者，予归脾汤加减；伴情志抑郁者，予柴胡疏肝散、四磨饮子加减；兼血虚者，予逍遥散加减；兼食积者，予越鞠丸加减；伴肾精亏虚、婚后少育者，予五子衍宗丸加减；伴手脚冰凉，全身乏力者，与寿胎丸加减。若遇儿童，筋骨未充，脾胃不足者，予参苓白术散加减。若明显心动悸，脉结代者，予炙甘草汤、天王补心丹加减。湿气偏重患者，上半身诸如项痹、肩痹等疾病，予羌活胜湿汤加减；下半身如腰痛、膝痹等，予完带汤、萆薢分清饮加减；若湿郁化热，成湿热阻滞者，上半身用葛花解醒汤加减，下半身用自拟三四汤加减；若阴虚明显如口干舌燥，舌红少苔者，予一贯煎、清骨散加减；若阴虚夹痰见舌红，苔白厚腻者，予麦门冬汤加减；若肿胀较甚如双小腿按之凹陷者，加苓桂术甘汤、五苓散温药和之；外伤如骨折、筋伤明显者，脑窍部予通窍活血汤加减，躯干部予血府逐瘀汤加减，四肢部予桃红四物汤加天花粉、三七粉、葛根、茯苓加减；中风、偏枯者，予补阳还五汤、地黄饮子加减；疼痛甚者，予金铃子散、镇痛汤加减。

用药加减方面，气不足者，加五指毛桃、五加皮、党参、黄芪；血不足者，加鸡血藤、刘寄奴、红景天；阴虚者，加玄参、麦冬、甘草、桔梗；阳虚者，加淫羊藿、肉苁蓉、补骨脂；湿重者，加千年健、千斤拔、羌活、苍术、草果；纳差者，加山楂、麦芽、鸡内金；肝功能差者，加鸡骨草；湿热重者，加枳椇子、茺蔚子、土茯苓、两面针；疼痛甚者，加白芍、甘草；气滞者，加香附、郁金、柴胡；血瘀者，加丹参；痰多者，加南杏仁；渴甚者，加麦冬、五味子、葛根、天花粉；头晕者，加天麻、双钩藤、决明子、白芷；失眠多梦者，加合欢皮、夜交藤；肿瘤患者，加半枝莲、山慈菇、救必应、王不留行、走马胎。

用药禁忌方面，《十八反》《十九畏》《妇女妊娠禁忌歌》临床必遵，附子、干姜、肉桂、麻黄、细辛、花椒、石膏、寒水石、滑石等大辛、大热、大寒药能不用则不用，非用不可则减量；若要用八正散、导赤散等含木通的方，常以通草代之；柴胡、香附、郁金、陈皮等辛燥耗气药，减量使用，常取6g；阿胶、龟板胶、鹿角胶、川贝母、砂仁等药常用他药代替；没药等气味刺激者，不用。

以上是方坚教授临床用药大体情况，下面对方坚教授常用经验方做具体介绍。

一、自拟养血汤

【组成】当归6g，桂枝6g，熟地黄15g，鸡血藤15g，鹿衔草10g，木瓜10g，牛膝10g，淫羊藿10g。

【用法】清水煎服。

【功效】养血益肾，舒筋活络。

【主治】中老年人因肝肾不足，气血渐虚，血不荣筋所致脊柱、骨关节退行性病变。症见颈背肌疲乏不适，头晕眼花，肩臂酸痛，手足麻痹，腰肌劳损，腰背酸痛，时轻时重，每因劳累加重，步履费力，夜尿较多，以及筋骨痿软等。

【详解】由金匮肾气丸加减而来，金匮肾气丸组成为：生地黄、山萸肉、山药、牡丹皮、茯苓、泽泻、附子、桂枝。金匮肾气丸用生地黄、山萸肉、山药三补，用牡丹皮、茯苓、泽泻三泻，再用附子、桂枝少火生气，温补肾阳。

自拟养血汤药物可分为四组，当归、鸡血藤补血，淫羊藿补阳，熟地黄补阴，鹿衔草、木瓜祛湿，桂枝、牛膝引经。

当归首载于《神农本草经》，《景岳全书·本草正》曰："当归，其味甘而重，故专能补血，其气轻而辛，故又能行血，补中有动，行中有补，诚血中之气药，亦血中之圣药也。"鸡血藤首载于《本草纲目拾遗》，其曰："其藤最活血，暖腰膝，已风瘫。"与肾气丸相比，彼用牡丹皮、山药补阴血，此改为鸡血藤、当归。牡丹皮与鸡血藤相比，牡丹皮活血而能清热，鸡血藤活血而能补血；山药与当归相比，山药偏补胃气，当归偏补肝血；鸡血藤、当归合用，鸡血藤活血补血，当归补血活血，二者相合，活血、补血之力均加强，补血而不滞血，行血而不伤血。

《本草求真》云："淫羊藿气味甘温，则能补火助阳，并有辛香，则冷可除耳，风可散耳。"淫羊藿有补肾阳，祛风湿之效，肾气丸中用附子补肾阳，自拟养血汤中改为淫羊藿，附子与淫羊藿相比，一为刚药，一为柔药，刚药峻猛有毒，能治四肢厥冷，柔药柔和不燥，兼具除湿止痛之功。

《神农本草经百种录》云："地黄，专于补血，血补则阴气得和而无枯燥拘牵之疾矣。古方只有干地黄、生地黄，从无用熟地黄者。熟地黄乃唐以后制法，以之加入温补肾经药中，颇为得宜，若于汤剂及养血凉血等方，甚属不合。盖地黄专取其性凉而滑利流通，熟则腻滞不凉，全失其本性矣。"张锡纯曰："萸肉救脱之功，较参术芪更胜，盖萸之性，不独补肝，凡人身之阴阳气血将散者，皆能敛之。"金匮肾气丸用生地黄、山萸肉补肾阴，自拟养血汤中因有腰膝冷痛等风、寒、湿邪袭表之证，山萸肉收敛，恐闭门留寇，故去之。另外，自拟养血汤中生地黄改为熟地黄，熟地黄与生地黄相比，熟地黄无清热之功，但补阴之力远胜生地黄。

《滇南本草》言鹿衔草："治筋骨疼痛、痰火之症，煎点水酒服。"《本草拾遗》言木瓜："下冷气，强筋骨，消食，止水痢后渴不止，作饮服之。又脚气冲心，取一颗去子，煎服之，嫩者更佳。又止呕逆，心膈痰唾。"金匮肾气丸用茯苓、泽泻利水，自拟养血汤中改为鹿衔草、木瓜除湿。茯苓、泽泻相合，适合除水肿有形之水气，鹿衔草、木瓜适合除四肢痹痛无形水气。

《长沙药解》云："桂枝，入肝家而行血分，走经络而达荣郁。善解风邪，最调木气。升清阳之脱陷，降浊阴之冲逆，舒筋脉之急挛，利关节之壅阻。入肝胆而散遏抑，极止痛楚，通经脉而开痹涩，甚去湿寒。能止奔豚，更安惊悸。"《医学衷中参西录》云："牛膝，原为补益之品，而善引气血下注，是以用药欲其下行者，恒以之为引经。故善治肾虚腰疼腿疼，或膝疼不能屈伸，或腿痿不能任地。兼治女子月经血枯，催生下胎。又善治淋疼，通利小便，此皆其力善下行之效也。"金匮肾气丸用桂枝温经，自拟养血汤更加牛膝。桂枝配牛膝，桂枝引诸药上达，牛膝引诸药下行，一上一下，无处不到，可治血虚湿胜，肝肾阴阳两亏的四肢骨关节痹痛。

1. 自拟养血汤加五苓散

【组成】当归6g，桂枝6g，熟地黄15g，鸡血藤15g，鹿衔草10g，木瓜10g，牛膝10g，淫羊藿10g，猪苓10g，茯苓15g，白术10g，泽泻10g。

【用法】清水煎服。

【功效】温肾利水，养血通络止痛。

【主治】素有脾肾阳虚，以致水湿内停，症见腰椎间盘突出症急性发作期，疼痛剧烈，腰部被动体位，兼见下肢的疼痛、麻木、无力等。

2. 自拟养血汤加两千透加五指毛桃、五加皮

【组成】当归6g，桂枝6g，熟地黄15g，鸡血藤15g，鹿衔草10g，木

瓜10g，牛膝10g，淫羊藿10g，千年健10g，千斤拔10g，连钱草15g，五指毛桃30g，五加皮10g。

【用法】清水煎服。

【功效】补肾健脾，养血通络。

【主治】反复腰痛后期，肾虚及脾，脾气亏虚，肢体失荣，症见腰痛无力，食少便溏，下肢顽麻仍未恢复者。

二、自拟养筋汤

【组成】五加皮6g，鸡血藤15g，枸杞子15g，宽筋藤15g，骨碎补10g，柴胡10g，羌活6g，当归6g，桑寄生15g，葛根10g，木瓜10g。

【用法】清水煎服。

【功效】养筋通络，补血理肝，补肾强骨。

【主治】肝血亏虚，筋骨失养所致的日久痹痛；或四肢骨折筋伤中后期的筋络挛痛。

【详解】由柴葛解肌汤加减而来。柴葛解肌汤组成为：羌活、白芍、白芷、桔梗、甘草、生姜、大枣、柴胡、黄芩、葛根、石膏。柴葛解肌汤治三阳合病，用羌活、白芷、桔梗、生姜、大枣、甘草辛温治太阳病，用柴胡辛凉治少阳病，用葛根、石膏辛寒治阳明病。

自拟养筋汤方中的羌活、葛根、柴胡治三阳合病，桑寄生、五加皮、木瓜祛湿止痛，骨碎补活血止痛，枸杞子补阴血。

《医学启源》云："羌活，治肢节烦疼，手足太阳本经风药也。"六经起源于《黄帝内经》，医圣张仲景将其发扬光大，用麻黄汤治恶寒、发热、无汗、脉浮紧之太阳表实证，用桂枝汤治发热、恶风、汗出、脉浮缓之太阳表虚证。麻黄、桂枝常相须为用，善治太阳风寒表证。羌活同为太阳经药，与麻黄、桂枝相较，羌活更胜于祛湿止痛。《本草经疏》云："葛根，解散阳明温病热邪要药也，故主消渴，身大热，热壅胸膈作呕吐。发散而升，风药之性也，故主诸痹。"《伤寒论》云：

"太阳病，项背强几几，反汗出恶风者，桂枝加葛根汤主之。""太阳病，项背强几几，无汗恶风，葛根汤主之。"说明葛根善治阳明经病之项背拘急之证。《本草正》曰："柴胡，用此者用其凉散，平肝之热。其性凉，故解寒热往来，肌表潮热，肝胆火炎，胸胁痛结，兼治疮疡，血室受热；其性散，故主伤寒邪热未解，温病热盛，少阳头痛，肝经郁证。总之，邪实者可用，真虚者当酌其宜，虽引清气上升，然升中有散，中虚者不可散，虚热者不可寒，岂容误哉？"羌活、葛根、柴胡合用可治太阳、阳明、太阳合病之颈项部拘挛疼痛。

《名医别录》载五加皮："疗男子阴痿，囊下湿，小便余沥，女子阴痒及腰脊痛，两脚疼痹风弱，五缓虚羸。补中益精，坚筋骨，强志意。"《神农本草经》载桑寄生："主腰痛，小儿背强、痈肿，安胎，充肌肤，坚发齿，长须眉。"桑寄生、五加皮、木瓜三药合用，善于祛风湿，止痹痛，强腰膝。区别而言，桑寄生又有安胎之功；五加皮功效类似人参，补益作用强；木瓜更可健脾胃，对于纳呆、饮食不消者作用较好。《药性本草》载骨碎补："主骨中毒气，风血疼痛。五劳六极，口手不收，上热下冷，悉能主之。"《本草经疏》曰："枸杞子，润而滋补，兼能退热，而专于补肾，润肺，生津，益气，为肝肾真阴不足，劳乏内热补益之要药。"与柴葛解肌汤相比，自拟养筋汤以枸杞子易白芍、生姜、大枣、甘草，两相比较，枸杞子补阴之功大于白芍、生姜、大枣、甘草。以桑寄生、木瓜、五加皮易白芷、桔梗舒筋通络止痛，前者偏祛表湿，后者偏祛肺痰。自拟养筋汤在柴葛解肌汤以葛根、石膏治阳明病的基础上，去掉石膏，因石膏辛甘大寒，骨科病多年老体弱，恐不耐石膏之性。柴葛解肌汤以白芍活血，自拟养筋汤易为骨碎补活血，因自拟养筋汤主治多为腱鞘炎、肌腱炎、跟腱炎等急性炎症性疾病，气滞血瘀往往比较明显，去柔和补血的白芍，加活血止痛的骨碎补更为合理。

三、自拟养人汤

【组成】当归6g，熟地黄15g，丹参15g，白扁豆10g，莪术10g，砂仁6g（后下），淫羊藿10g，石菖蒲10g，黄芪30g，党参15g，肉苁蓉10g，大枣15g。

【用法】清水煎服。

【功效】健脾和胃止呕，补肾通络止痛。

【主治】用于慢性劳损或肿瘤后期，肾虚日久，脾胃气虚，运化无力，症见颈肩腰腿痛，兼见胃脘疼痛，胀满拒按，呕吐腹泻，不思饮食等胃肠道症状。

【详解】由炙甘草汤加减而来。炙甘草汤组成为：炙甘草、党参、生姜、桂枝、麦冬、生地黄、麻仁、大枣、阿胶、清酒。桂枝、清酒、生姜辛温通心阳，党参、炙甘草、大枣甘温补心气，生地黄、麦冬、麻仁甘寒滋心阴，阿胶甘咸养心血。

自拟养人汤药物的主要配伍分为六组，当归、丹参补血，黄芪、党参补气，淫羊藿、肉苁蓉补阳，熟地黄滋阴，莪术活血，白扁豆、石菖蒲、砂仁化痰。

《日华子本草》载丹参："养神定志，通利关脉。治冷热劳，骨节疼痛，四肢不遂；排胀止痛，生肌长肉；破宿血，补新生血；安生胎，落死胎；止血崩带下，调妇人经脉不匀，血邪心烦；恶疮疥癣，瘿赘肿毒，丹毒；头痛，赤眼；热病狂闷。"丹参有活血通经，祛瘀止痛之功。在自拟养人汤中合当归，丹参甘寒，当归甘温，二者相合，不温不燥，补血之力大增，可代炙甘草汤之阿胶。丹参、当归、阿胶区别而言，丹参善除热，当归善润肠，阿胶善止血。

《本草备要》云黄芪："生用固表，无汗能发，有汗能止，温分肉，实腠理，泻阴火，解肌热；炙用补中，益元气，温三焦，壮脾胃。生血生肌，排脓内托。"《本草正义》云："党参力能补脾养胃，润肺生津，健运中气，本与人参不甚相远。其尤可贵者，则健脾而不燥，滋胃阴而不湿，润肺而不犯寒凉，养血而不偏滋腻，鼓舞清阳，振动中气而无刚燥之弊。"黄芪、党参俱可补气，但黄芪善补肺气，肺主皮毛，对于肺气亏虚之自汗、恶寒、脓肿无力透发效果较好；党参善于补脾气，对于脾气亏虚之心下痞硬效佳。在自拟养人汤中二者相须为用，类似炙甘草汤中党参、炙甘草、大枣相合，然补益之力较之尤胜。

《玉楸药解》云："肉苁蓉，暖腰膝，健骨肉，滋肾肝精血，润肠胃结燥。"淫羊藿、肉苁蓉皆能温补肾阳，相须为用，可代炙甘草汤中桂枝。三者区别，淫羊藿善治腰腿疼痛，肉苁蓉善润肠燥治大便秘结，桂枝补中益气，解肌祛风止痛。

炙甘草汤中生地黄、麦冬为减味增液汤（生地黄、麦冬、玄参），用于阳明温病，津亏肠燥之便秘，热盛津亏俱重。自拟养人汤以熟地黄易生地黄、麦冬，清热之力减弱，滋补之力增强，更为适合老年五脏虚损者。

《日华子本草》言莪术："治一切血气，开胃消食，通月经，消瘀血，止扑损痛，下血及内损恶血等。"自拟养人汤以莪术易炙甘草汤之清酒，二者俱能活血，莪术比清酒强，且有健脾之功。

《本草纲目》云白扁豆："其性温和，得乎中和，脾之谷也。入太阴气分，通利三焦，能化清降浊，故专治中宫之病，消暑除湿解毒也。"《本草从新》载石菖蒲："辛苦而温、芳香而散，开心窍，利九窍，明耳目，发声音，去湿除风，逐痰消积，开胃宽中，疗噤口毒痢。"《本草汇言》云："砂仁，温中和气之药也。若上焦之气梗逆而不下，下焦之气抑遏而不上，中焦之气凝聚而不舒，用砂仁治之奏效最捷。"白扁豆、石菖蒲、砂仁三者药性平和并可祛脾胃之湿，在自拟养人汤中相合类似生姜作用。四者区别，白扁豆补脾气而能止头晕，石菖蒲兼开心窍，砂仁可安胎，生姜善散水而止呕逆。

四、自拟养骨汤

【组成】山萸肉10g，淫羊藿10g，千斤拔10g，补骨脂10g，枸杞子

15g，菟丝子10g，杜仲10g，牛膝10g，威灵仙6g，牛大力10g。

【用法】清水煎服。

【功效】滋肝补肾，益髓壮骨。

【主治】肝肾亏虚所致的脊柱退行性病变、骨质疏松症，或骨折中后期，筋骨合而未坚、骨折愈合迟缓，久病卧床筋骨痿废，腰背酸软乏力者。

【详解】由左归丸加减而来。左归丸组成为：熟地黄、枸杞子、山萸肉、山药、菟丝子、鹿角胶、牛膝、龟板胶。以熟地黄、枸杞子、山萸肉、山药、菟丝子、龟板胶补肾阴，鹿角胶补阳，以求阳中求阴，牛膝阴阳下行。

自拟养骨汤药物分为四组，山萸肉、枸杞子、菟丝子滋阴，淫羊藿、补骨脂、杜仲扶阳，千斤拔、威灵仙、牛大力祛湿止痛，牛膝引经。

《名医别录》言菟丝子："主养肌，强阴，坚筋骨，主治茎中寒，精自出，溺有余沥，口苦，燥消，寒血为积。"自拟养骨汤与左归丸中均用山萸肉、枸杞子、菟丝子滋补肾阴，因熟地黄滋腻、龟板胶药贵、山药偏补胃阴故去之。

《开宝本草》言补骨脂："治五劳七伤，风虚冷，骨髓伤败，肾冷精流，及妇人血气堕胎。"《神农本草经》言杜仲："主腰脊痛，补中益精气，坚筋骨，强志，除阴下痒湿，小便余沥。久服，轻身耐老。"自拟养骨汤中以淫羊藿、补骨脂、杜仲换左归丸中鹿角胶，由填补变温补，药力缓和，更加适合骨科慢性疾病，更增加了补肾阳之力。

《岭南采药录》言千斤拔："祛风去湿；治手足痹痛，腰部风湿作痛，理跌打伤，能舒筋活络。"《药品化义》云："灵仙，性猛急，盖走而不守，宣通十二经络，主治风、湿、痰壅滞经络中，致成痛风走注，骨节疼痛、或肿、或麻木。"牛大力始载于《生草药性备要》："壮筋骨，解热毒，理内伤，治跌打。浸酒滋肾。一名大口唇，一名扮山虎。"《陆川本草》载该药"味苦，性寒"，能"清肺，止咳，止衄，清凉解毒。主治痢疾，咳血，温病身热口渴，头昏脑胀"。说明牛大力具有祛风胜湿、舒筋活血、润肺补虚功效。千斤拔、威灵仙、牛大力具有祛风除湿之效，自拟养骨汤用之治疗风寒湿邪侵袭或体虚寒湿痹阻经络所致的颈肩腰腿痛。

左归丸纯补肾阴，并于阳中求阴；自拟养骨汤平补肾阴、肾阳，并加入祛湿止痛之品，适合于由肾虚引起的腰腿痛及骨折符合骨折临床愈合标准，但尚未达到骨性愈合标准的患者。

临床常用补肾药加减如下：畏寒肢冷用附子、干姜、肉桂；小腹痛用艾叶、小茴香；腰膝酸软用杜仲、狗脊、桑寄生；腰腿痛用淫羊藿、仙茅、巴戟天；眩晕耳鸣用女贞子、枸杞子；五更泄泻用五味子、乌梅、补骨脂、肉豆蔻；便秘用肉苁蓉、熟地黄、锁阳；遗精、白带多、夜尿多用益智仁、金樱子、覆盆子、沙苑子、龙骨、牡蛎、菟丝子、莲子、芡实、桑螵蛸、山茱萸；吐血、衄血、经血多用茜草、小蓟、地榆；上盛下虚，引药下行用牛膝。

五、自拟养肾方

【组成】锁阳10g，乌药6g，熟地黄15g，丹参15g，金樱子10g，覆盆子10g，肉苁蓉10g，益智仁10g。

【用法】清水煎服。

【功效】温补肾阳，温阳通经。

【主治】肾阳不足、膀胱虚寒，症见腰膝酸痛缠绵日久，反复发作，下肢乏力，畏寒喜暖，四肢不温，小便频数，男子阳痿及遗尿遗精，女子月经推后、量少。舌淡苔白，脉沉细无力。

【详解】由缩泉丸化裁而来。缩泉丸组成为：益智仁、乌药、山药，益智仁固精缩尿，乌药温肾行气止痛，山药补脾滋肾。

养肾方药物分为三组，锁阳、金樱子、覆盆子、益智仁、肉苁蓉补肾润肠缩尿，熟地黄、丹参补血，乌药行气止痛。

《本草从新》言锁阳："益精兴阳，润燥养筋，治痿弱，滑大肠。

泄泻及阳易举而精不固者忌之。"《本草纲目》云："金樱子，无故而服之，以取快欲，则不可；若精气不固者服之，何咎之有？"《本草通玄》云："覆盆子，甘平入肾，起阳治痿，固精摄溺，强肾而无燥热之偏，固精而无凝涩之害，金玉之品也。"《本草备药》言益智仁："能涩精固气，温中进食，摄涎唾，缩小便，治呕吐泄泻，客寒犯胃，冷气腹痛，崩带泄精。"自拟养肾方中除仿缩泉丸用益智仁固精缩尿外，更加锁阳、金樱子、覆盆子、肉苁蓉，五药相合，固精缩尿之力大为加强，对老年肾阳虚导致的大便秘结、夜尿频多症状有特效。

熟地黄、丹参换山药，山药补胃阴，熟地黄、丹参补肝血，肝肾同源，后天之力变为先天之力。

《药品化义》云："乌药，气雄性温，故快气宣通，疏散凝滞，甚于香附。外解表而理肌，内宽中而顺气。以之散寒气，则客寒冷气自除；驱邪气则天行疫瘴即却；开郁气，中恶腹痛，胸膈胀痛，顿然可减；疏经气，中风四肢不遂，初产凝滞，渐次能通，皆藉其气雄之功也。"乌药善于温肾散寒止痛，兼具固精缩尿之功，缩泉丸与养肾方用之外可止痹痛，内可止夜尿。乌药、木香、香附、川楝子皆是行气止痛常用药，乌药善于温肾止痛，木香善于温胃止痛，香附善于疏肝解郁止痛，川楝子苦寒，一贯煎、金铃子散用之，善于疏肝解郁，行气止痛。

自拟养肾方适合年老肝肾亏虚之夜尿多、便秘患者，麻子仁丸也可治疗老年性便秘、尿多症状，区别为养肾方是因为肝肾虚寒，尿道失约，津液偏渗膀胱而致夜尿多、便秘，肾虚是本，夜尿多、便秘是标。麻子仁丸为胃热导致脾约，脾失去布津功能，导致津液偏渗膀胱，出现尿多、便秘，胃热是本，尿多、便秘是标。

自拟养肾方加五子衍宗丸

【组成】锁阳10g，乌药6g，熟地黄15g，丹参15g，金樱子10g，覆盆子10g，肉苁蓉10g，益智仁10g，枸杞子15g，菟丝子10g，车前子10g，五味子10g。

【用法】清水煎服。

【功效】温肾壮阳，固精缩尿。

【主治】肾阳亏虚，精气虚冷，症见腰膝酸软无力，畏寒肢冷，神疲乏力，阳痿早泄，夜尿清长。舌淡，苔白腻，脉沉细者。

六、加味桃红四物汤

【组成】桃仁10g，红花6g，赤芍15g，地黄15g，当归6g，川芎6g，天花粉10g，葛根10g，茯苓15g，三七粉3g（冲服）。

【用法】清水煎服。

【功效】活血化瘀，消肿止痛。

【主治】用于骨折、软组织挫伤及骨折术后早中期。

【详解】桃红四物汤为调经要方之一，是《玉机微义》转引的《医垒元戎》中的一个方子，也称加味四物汤。桃红四物汤这一方名始见于《医宗金鉴》。该方由四物汤加味桃仁、红花而成，功效为养血活血。在骨折、软组织挫伤及骨折术后早中期的患者辨证多属于气滞血瘀，治疗应以活血化瘀、消肿止痛为治则，处方以桃红四物汤，加入三七、葛根、天花粉则活血化瘀，舒筋通络，消肿定痛之功更佳；茯苓可益气健脾，以顾护胃气，祛瘀不伤正，兼有利水消肿之效。如有合并病情则给予对症处理、随方加减。如患者脾气不健，精神疲怠、胃纳差，则在桃红四物汤基础上加入黄芪、党参、山楂、麦芽等健脾益气、开胃消食之品；如患者睡眠质量不高，则加入酸枣仁、知母、甘草、远志等安神助眠之品；如患者出现阴虚内热症状，口干口苦、小便黄，则加入生地黄、熟地黄、沙参、麦冬等滋阴清热之品；如患者术后大便不通，则加入玄参、麦冬、生地黄等通便；老年体虚患者切忌用大黄、芒硝等攻伐之品，以防耗伤太过。

七、化瘀通络汤

【组成】当归6g，赤芍15g，川芎6g，红花6g，牛膝10g，威灵仙6g，柴胡10g，防己6g，地龙6g。

【用法】清水煎服。

【功效】活血化瘀，通络止痛。

【主治】损伤后期瘀血日久及骨刺所致的疼痛，或风寒湿痹痛。

【详解】方中红花、川芎活血化瘀；当归补血养肝，活血止痛；赤芍散瘀止痛；川牛膝活血祛瘀；防己、威灵仙、地龙祛风湿，通经活络；柴胡条达肝气，疏肝止痛，诸味共奏活血化瘀通络止痛之功。

八、妇宝丹合寿胎丸

【组成】香附6g，艾叶10g，熟地黄15g，白芍15g，当归6g，川芎6g，阿胶10g（烊化），桑寄生15g，续断10g，菟丝子15g。

【用法】清水煎服。

【功效】补血调经，固肾益精安胎。

【主治】用于血虚气滞，瘀血留结，腹痛不止；或肾虚不固，滑胎或胎动不安者。

【详解】"女子以先天为本"，肝藏血，肝主筋，血虚则肝无以藏，肝无以藏则筋失濡养，肝血虚注则无以于冲脉，则冲虚。冲为血海，任主胞胎，冲任虚损，肝血不足，加之血行不畅，则月经不调，月经量少，脉弦细为营血亏虚，血行不畅之象。选用妇保丹加寿胎丸治疗以补血养血、活血通络。方中熟地黄滋阴养血，补肾填精，为补血要药；菟丝子补肾益精；桑寄生、续断补肝肾，固冲任为君药；当归补血、活血、养血为臣药；白芍养血益阴；川芎活血行气；香附调理气机，疏肝理气；艾叶温经散寒；阿胶滋养阴血，使冲任血旺。

九、镇痛汤

【组成】莪术10g，桂枝10g，丹参15g，乌药10g，白芍15g，甘草6g，蜈蚣3条。

【用法】清水煎服。

【功效】行气活血，通利经络。

【主治】治跌打损伤后期，瘀阻经络，风寒湿侵袭经络作痛，肢体不能屈伸及麻木，日久不愈等症。

【详解】本方由莪术、丹参活血祛瘀，行气止痛为主。久病瘀滞经络而兼有寒象者，配合温里祛寒之品同用，故佐以桂枝、乌药辛开温散，温通血脉，散寒逐瘀。瘀阻顽麻，伍以蜈蚣通络止痛。白芍与甘草同用，能养血柔肝，缓急止痛，治血虚引起的四肢拘挛作痛尤效。

十、保济方

【组成】苍术10g，白芷10g，厚朴10g，神曲6g（包煎），天花粉10g，陈皮6g，荷叶10g，麦芽30g，木香6g，广藿香10g，甘草6g，生姜3片，大枣4枚。

【用法】清水煎服。

【功效】燥湿运脾，理气和胃，消食止泻。

【主治】外受风寒暑湿邪，内困于脾或饮食内停，胃失和降而致肢体沉重、怠惰嗜卧、腹痛腹胀、上吐下泻者。

【详解】脾为太阴湿土，居中州而主运化，其性喜燥恶湿，湿邪滞于中焦，则脾运不健，且气机受阻，故见腹痛胀满；胃失和降，上逆而为呕吐恶心、嗳气吞酸；湿为阴邪，其性重着黏腻，故为肢体沉重、怠惰嗜卧。湿邪中阻，下注肠道，则为泄泻。治当燥湿运脾为主，兼以理气和胃，使气行则湿化，食滞得消，吐泻皆止。方中以苍术为君药，以其辛香苦温入中焦能燥湿健脾，使湿去则脾运有权，脾健则湿邪得化。

湿邪阻碍气机，且气行则湿化，故方中臣以厚朴，本品芳化苦燥，长于行气除满，且可化湿。两者与广藿香、荷叶、天花粉相伍，发表解暑，芳香化浊以除湿，燥湿以运脾，使滞气得行，湿浊得去。陈皮、木香为佐，理气和胃，燥湿醒脾，以助苍术、厚朴之力。得神曲、麦芽以健脾和胃，消食导滞。使以甘草，调和诸药，且能益气健脾和中。加生姜、大枣，以生姜温散水湿且能和胃降逆，大枣补脾益气以助甘草培土制水之功，姜、枣相合尚能调和脾胃。

十一、两千透

【组成】千斤拔10g，千年健10g，连钱草15g。

【用法】清水煎服。

【功效】祛风湿，强筋骨，消肿痛。

【主治】风湿痹痛日久，肝肾渐虚，关节屈伸不利或骨折损伤后期，肢体肿胀。

【详解】两千透包含了三味岭南道地药材，千年健、千斤拔、连钱草，具有补肝肾、强筋骨、祛风湿、止痹痛的功效。三者合用共奏祛风散寒除湿、补肾通络止痹痛之功。

十二、加味蠲痹汤

【组成】白芍15g，羌活10g，姜黄6g，当归6g，防风10g，黄芪30g，党参15g，茯苓15g，白术10g，炙甘草6g，陈皮6g。

【用法】清水煎服。

【功效】散寒祛湿，通络止痛。

【主治】用于脾肾阳虚、寒湿闭阻所致的风寒湿痹痛诸症，如强直性脊柱炎、类风湿性关节炎、银屑病性关节炎等；亦可用于损伤后风寒乘虚而入络者。

【详解】该方中羌活、防风辛能散寒，能胜湿，两药同为君药，共奏除湿疏风散寒之效；黄芪、党参、白术、茯苓健脾燥湿，补气固表，加强君药驱邪外出，四药为臣药，其中黄芪和防风配伍使用效更佳；佐以姜黄通经止痛，能入手足而祛寒湿，当归、白芍活血和营止痛，陈皮理气祛湿，甘草调和诸药而缓中补虚。

十三、二四汤

【组成】苍术10g，黄柏10g，牛膝15g，薏苡仁20g，熟地黄15g，当归6g，川芎6g，白芍15g。

【用法】清水煎服。

【功效】补血养血，清热祛湿。

【主治】用于血虚兼湿热而致的颈肩腰痛腿痛，或湿热下注引起的膝骨性关节炎、滑膜炎，痛风性关节炎等，症见隐痛缠绵，舌质淡，苔黄腻者。

【详解】方用四物汤、四妙散合方，四妙散功用清热利湿，主治湿热下注的四肢麻痹肿痛，方中黄柏为君药，清热燥湿，善除下焦之湿热。苍术苦温，健脾燥湿除痹，增强黄柏燥湿之功，为臣药。薏苡仁利水渗湿，健脾除痹，为佐药。牛膝活血通经，补肝肾，强筋骨，且引药下行，同时为佐使药。四物汤组合得体，动静相宜，补血而不滞血，行血而不破血，补中有散，散中有收，为补血调血之良方。两者合用，分利湿热，兼以调血养血，达到祛湿不助热，清热不留湿之功。

十四、自拟三四汤

【组成】熟地黄15g，当归6g，白芍15g，川芎6g，黄柏10g，苍术10g，牛膝15g，薏苡仁20g，海风藤15g，络石藤15g，石楠藤15g，忍冬藤15g。

【用法】清水煎服。

【功效】补血养血，清热祛湿，舒筋通络。

【主治】用于血虚兼湿热，或湿热下注，闭阻肢体经络关节日久，症见关节局部灼热，痛不可触，得冷则舒，关节屈伸不利，常伴有口渴不欲饮，烦躁，舌苔黄腻，脉滑数者。

【详解】方用二四汤为基础，配以祛风湿舒筋强腰膝除痹痛之石楠藤、疏风清热利湿止痛之忍冬藤、祛风湿通经络之海风藤、祛风通络凉血消肿之络石藤等藤类，取其"藤蔓关节通"之意，三方共奏补血养血、清热祛湿、舒筋通络之功。

十五、清肝定眩汤

【组成】天麻20g，钩藤15g，决明子10g，白芷10g。

【用法】清水煎服。

【功效】平肝息风，定眩止痛。

【主治】治疗头部外伤所致的脑震荡或颈椎病、高血压病等，症见头晕头痛、目胀耳鸣、烦躁易怒、脉弦有力者。

【详解】本方为平肝降逆之剂，方中天麻、钩藤、决明子平肝息风、安神镇惊为主，辅以白芷行经发表，散风泻湿而通络止痛，四者组合具有平肝息风、定眩止痛之效。

十六、小红丸

【组成】五灵脂6g，牛膝10g，制川乌10g，制何首乌10g，蛇床子10g，乳香6g，赤小豆15g，当归6g，苍术10g。

【用法】清水煎服。

【功效】壮筋骨，通经络，活气血。

【主治】治各种跌打劳损，骨折筋伤，风湿日久四肢挛缩。

【详解】本方选用五灵脂、牛膝、乳香活血行气、化瘀通经，兼以当归养血调血；制川乌、蛇床子、赤小豆、苍术祛风除湿，牛膝、制何首乌同用补益肝肾，以壮筋骨。

十七、肿瘤经验方

【组成】半枝莲15g，山慈姑10g，救必应10g，广东王不留行6g，走马胎10g。

【用法】清水煎服。

【功效】清热解毒，消肿散结，行气止痛。

【主治】治疗各种肿瘤疼痛，多用于骨肿瘤或其他内科恶性肿瘤所致的剧痛，如多发性骨髓瘤、骨肉瘤等。

【详解】本方为方坚教授临床经验方，方用苦寒之半枝莲、山慈菇、救必应清热解毒、消痈散结；广东王不留行苦泄宣通，通利血脉，散瘀以消痈肿；走马胎行气止痛，搜剔邪毒，祛风透骨；临床辨证加减应用可取得较好疗效。

十八、壮腰五补汤

【组成】牛膝10g，补骨脂10g，淫羊藿10g，肉苁蓉10g，桂枝6g。

【用法】清水煎服。

【功效】补肾壮阳，祛风除湿。

【主治】骨及软组织伤患后期，肾阳不足，精血虚损或加之感受风寒湿邪而致腰膝酸软、肢冷痿软无力，甚至痹痛麻木者。

【详解】方中牛膝、补骨脂、淫羊藿、肉苁蓉四药为补肾壮阳之主药，而少佐桂枝辛温祛风寒，温阳化气而通经脉。牛膝既能补肝肾，强筋骨，又能通血脉而利关节，性善下走，用治下半身腰膝关节酸痛，为其专长；补骨脂补肾壮阳，兼以温脾，使先天、后天之本源得到充养；淫羊藿有祛风除湿之效；肉苁蓉补肾助阳，益精血，药效从容和缓，使全方补而不燥，药力和缓。此方补肾壮阳，祛风除湿，补中有通，通中寓补，为通补开阖之剂。

十九、补肾通痹方

【组成】肉桂10g，肉苁蓉10g，干姜10g，桑寄生10g，淫羊藿10g，覆盆子10g，鸡血藤10g，羌活10g，葛根10g，宽筋藤10g，当归10g，甘草10g。

【功效】补肾壮骨，祛风止痛。

【主治】风寒湿邪侵犯肌骨关节，出现局部疼痛、重着，遇冷加重，拘急不适。舌苔白腻，脉濡缓等症。

【详解】方中肉桂补肾阳、通血脉，肉苁蓉补肾阳、益精血，二药同为君药。干姜温中散寒、回阳通脉，桑寄生、淫羊藿强筋骨、祛风湿、止痹痛，覆盆子益肾固精缩尿、养肝明目，鸡血藤补肝肾、益精壮阳，羌活祛风湿、利关节、止痹痛，葛根升阳解肌、解痉止痛，七药共为臣药。方中佐以宽筋藤养筋活络止痛，当归补血活血止痛，甘草调和诸药。

第二节　外用类

一、筋骨疗伤膏（成药）

【组成】大黄、三七、三叉苦、莪术、黄连、黄柏、公丁香、走马箭（陆英）等。

【制用法】外用。清洁患处，将本品涂搽或外敷患处，或做穴位按摩，每天3~4次，每次根据患处面积调节药膏使用量。

【功效】活血化瘀，凉血消肿，通络止痛。

【主治】用于创伤骨折、软组织扭伤、无菌性炎症引起的红、肿、热、痛；慢性劳损所致的腰腿痛、颈肩臂痛、酸沉无力等；骨质增生、骨质疏松引起的痛症。

二、筋骨疗伤贴膏

【组成】本品是方坚教授的临床配制经验方，由走马箭、紫草、炉甘石、冰片等组成，采取中药传统工艺配制而成，纯中药制品。

【制用法】本贴膏为敷贴疗法及膏摩疗法的常用验方制剂。患处先用酒精或温水清洁，待皮肤干后，直接取本贴膏敷贴患处，依部位大小，以药贴能覆盖为宜，每天1～2次。

【功效】活血消肿，舒筋通络，祛痹止痛。

【主治】通治诸痹。用治一切骨与软组织急慢性损伤、风湿及非感染性炎症等所致肢体关节疼痛、活动不利等。

三、筋骨疗伤酒或酊

【组成】本品是方坚教授的临床配制经验方，由桂枝、桃仁、归尾、山栀子、红花、乳香、没药等组成，采取中药传统工艺配制而成，纯中药制品。

【制用法】外涂患处，每天2～3次；或在施行局部揉按等理伤手法时配合使用；亦可用纱块浸湿外敷；或用本品50mL加入外洗剂中熏洗患处。

【功效】活血止痛，祛瘀通经，舒筋活络，续筋接骨。

【主治】骨折、脱位，软组织扭挫伤等跌打损伤初、中期所致的肢体肿瘀疼痛；骨折后期或风寒湿为患，关节屈伸不利、局部挛急酸痹者。

四、伤科紫草油（成药）

【组成】紫草、大黄、当归、白及、冰片等。

【制用法】外用。贴敷：将紫草油装在消毒容器内，再把消毒纱布块放在容器内浸泡片刻，即成为紫草油纱，可直接贴敷在患处，每隔1~3天换1次；若为不稳定型骨折，用小夹板固定者，换药时可不解松夹板，由夹板之间的间隙泵入药油，让原有的纱布块吸上即可。涂擦：把药油直接涂擦在患处，亦可在施行按摩手法时配合使用。

【功效】清热凉血，活血解毒，逐瘀止痛等。

【主治】用于跌打损伤、骨折肿痛、软组织损伤及烫伤未溃等。

五、加味丁桂散（成药）

【组成】公丁香、肉桂、山柰、冰片、樟脑等。

【制用法】外用。按上药共研细末，取50g药末制作成药芯包，将药芯包置于丁桂腰带中，绑扎在腰背部，药芯包尽量紧贴患处。每两天更换1次药芯包。

【功效】祛风散寒，温经止痛。

【主治】治疗阴寒证引起的急慢性腰腿痛、颈肩臂部疼痛，阴证肿疡疼痛等。

六、皮炎外洗方（脚气散）

【组成】土茯苓30g，生地黄15g，苦参30g，苍术15g，蛇床子15g，黄柏10g，白鲜皮10g。

【制用法】煎汤外洗。加白醋100g、白矾30g，以水3 000mL煮沸30分钟，待药液凉至常温后浸洗或湿敷患处，每次30分钟，每天2~3次。

【功效】祛风除湿，解毒止痒。

【主治】用于皮肤过敏引起的皮疹瘙痒、水泡糜烂之接触性皮炎，各种急性湿疹、虫蚁咬皮炎、脓疱疮等。

七、加味五子散

【组成】紫苏子60g，吴茱萸30g，莱菔子60g，菟丝子60g，白芥子60g，蚕沙60g。

【制用法】上方加粗盐同炒，布包热敷患处。

【功效】祛风散寒止痛。

【主治】用于风寒引起的慢性腰痛、风湿性关节痹痛。

八、冰樟四黄膏（成药）

【组成】冰片、樟脑、黄连各1份，黄柏3份，大黄3份，黄芩3份，芙蓉叶适量。

【制用法】外用。上药共研末，加薄荷油及蜂蜜适量，调敷患处。

【功效】清热解毒，活血消肿止痛。

【主治】治疗跌打骨折、软组织扭挫伤早中期的肿痛；或者创伤感染及阳痈局部红肿热痛等。

九、炉花膏

【组成】炉甘石、花蕊石、冰片。

【制用法】外用。上药共研末，用茶籽油调膏，置于冰箱中冷藏，使用时取适量冷敷患处或穴位。

【功效】清热解毒，消炎止痛。

【主治】用于各种骨关节炎急性发作期、损伤早期、疮疡初起，症见局部关节红肿热痛，或局部包块形成而无溃疡者。皮肤溃破者忌用。

第五章

诊余医话

第一节 "虚不受补"之辨证论治

"虚不受补"一词最早见于清代陈士铎《本草新编·十剂论》，其曰："或疑需用补剂，是虚病宜于补也。然往往有愈补愈虚者，岂补剂之未可全恃乎……愈补愈虚者，乃虚不受补，非虚不可补也。"临床谈及"虚不受补"，广义是指虚证之人服用补益之药后疗效欠佳并出现相关的不良反应，狭义上则指因脾胃虚弱、体质差异等因素导致补益之药不能被机体转化吸收而发挥其功效。

对于"虚不受补"的成因，历代医家在其医籍中阐释了各自的观点，方坚教授通过对相关医籍及文献的整理归纳，拟从辨证欠佳、遣药不当、个体差异三个方面总结分析其常见原因及对策。

一、辨证欠佳

（一）脏腑气血阴阳

补者，补其虚也。诸虚之证，有五脏六腑、气血阴阳之别；补益之剂，亦有益气、养血、滋阴、助阳之分，当辨而用之。清代程国彭《医学心悟》曰："有当补而不分气血，不辨寒热，不识开阖，不知缓急，不分五脏，不明根本，不深求调摄之方以误人者。"临床上见虚之病，若不分五脏六腑，不辨气血阴阳，不但补不得当，反而加重机体内阴阳平衡的失调，出现"虚不受补"之状，甚则使病情进一步恶化。如阴虚火旺者，阴虚而阳偏盛，本应选用滋阴之剂而误用温阳、助阳之药，就如火上浇油，使阳气更盛，进一步耗伤阴精，阴虚症状愈加突出；若阳虚内寒者，阳虚而阴偏重，本应选用温阳之剂而误用滋阴之药，就如雪上加霜，助阴重竭其阳，进一步损伤阳气，使阳虚症状更明显。因此对于补阴补阳，明代张介宾提倡在补法中应以"阴中求阳，阳中求阴"为法，使阴阳得以互根互用，从而阳得阴助而生化无穷，阴得阳升而泉源不竭。临床上见阳虚者久用壮火之剂，易生虚火，宜少佐阴柔之品。又如《金匮要略》中肾气丸在运用滋阴药为主的基础上佐以少量肉桂、附子温阳之品，取其"少火生气"之意。

对于五脏补法，程国彭在《医学心悟》中提出"五脏相生"之补法，即肺虚者补脾，土生金也；脾虚者补命门，火生土也；心虚者补肝，木生火也；肝虚者补肾，水生木也；肾虚者补肺，金生水也，此为相生而补之也。《难经·十四难》曰："损其肺者，益其气；损其心者，和其营卫；损其脾者，调其饮食，适其寒温；损其肝者，缓其中；损其肾者，益其精。"因此，在临床上应准确辨清五脏六腑的病变位置及气血阴阳的变化来选用相应的补益药，以达补虚之义。

（二）脾胃虚弱或脾胃衰败

脾胃乃后天之本，气血生化之源。《素问·经脉别论篇》曰："饮入于胃，游溢精气，上输于脾，脾气散精，上归于肺，通调水道，下输膀胱，水精四布，五经并行，合于四时五脏阴阳，揆度以为常也。"补益药物需要经过脾胃的腐熟、运化，转化为人体所需的精微物质，输布于全身各脏腑，补其脏腑之虚。脾胃作为这一过程的枢纽，遣药时若未辨清脾胃功能正常与否，常常会影响补益效果。补虚之剂，多为血肉有情之品，性多质厚滋腻，易阻碍气机，壅滞脾胃之气，若素体脾胃虚弱之人服用不当，常出现纳差、脘腹胀满、腹泻等脾胃受纳失常之症，加重脾胃的负担。因此在临床上运用补益药，每每需要顾护脾胃之气，可在诸多滋腻之品中佐以行气健脾和胃之品，做到益气须忌壅滞，养血须忌滋腻，滋阴须忌苦寒，助阳须忌泄气等，避免犯虚虚之戒。

"得胃气者昌，失胃气者亡。"临床上久病重病或虚劳晚期患者，脏腑气血阴阳已俱虚，脾胃之气将绝，即便投予补益药，非脾胃所能受，也可出现"虚不受补"。这种正虚而脾胃衰败，予峻猛补益之品常常欲速则不达，此时应在维持生命体征的基础上，给予甘淡平补之剂和五谷调养，促使脾胃之气缓缓来复，后天之本得以养护，生命得以维持，同时遣药应避免壅滞、耗阴、损阳之弊。

（三）肝木乘脾

清代吴鞠通在《医医病书》中认为"虚不受补"的成因之一是肝木横穿土位，并提出其治法为宣肝络，使不克土即受补。当病及肝脏，疏泄失常，脏腑气机失调，常先影响脾胃运化功能，致其气血生化不足，反使肝失精血濡养，病情进一步加重。治疗方面，医圣张仲景在《金匮要略》中有"见肝之病，知肝传脾，当先实脾"之说。临床上除了郁证外，诸如慢性病及严重疾患等久治不愈的疾病，常使患者情志抑郁，不仅有情志不舒、胁肋胀痛等肝郁不疏的症状，还常伴腹胀、纳呆、乏力、精神不倦等脾虚症状，此时若施以滋腻之品，唯恐补之不当，甚则加重病情。此时治疗的关键应对患者施以心理疏导，在顾护脾胃的基础上辅以疏肝理气之药，如柴胡疏肝散、逍遥散等，使得肝气条达、心情舒畅，有利于疾病的进一步治疗。

（四）虚实夹杂

临证中，单纯辨证为正虚的患者较少，尤其是久病、慢性病患者，以虚实夹杂者居多，常与外邪、痰浊、瘀血、食积等实邪夹杂。若未查明夹实与否，一味进补、盲补，或只补不清，常常导致闭门留寇、留邪致变。如正虚夹湿，若用滋腻养阴之品，可致湿邪留住，病情缠绵难愈。唐代孙思邈将这种"虚不受补"归纳为"不肯攻泄之祸也"，对此，在《千金方·治病略例》中提出"凡服补益者，必先重服利汤，以攘辟其邪，以开补药资养之路也"的治法，一清二补，补中寓消，祛邪与补益并举，达到"祛邪不伤正，扶正不留邪"的目的。

二、遣药不当

（一）过补滥补

我国自古就有"尚补"的传统，迷恋于进补。毕竟"是药三分毒"，过用或滥用滋补药，常常引起相关不良反应，如过服人参会引起人参滥用综合征，过服阿胶会引起火气亢盛的症状等，尤其儿童及青少年，过服补益药有可能引起消化不良、性早熟或发育异常等。因此，补益之品宜用于中老年人等体质偏虚弱的人群，对于儿童、青少年以调理脾胃为主，增强后天之本，合理膳食即可。

（二）剂量不当

不同年龄、性别、体质、病情的患者所需补益药的剂量不同。剂量过小，机体受之不足，可能不产生应有的药效；剂量过大，机体不受，可能会产生不良反应；且同一种药物在不同剂量时可发挥不同作用。补益之品多性缓滋腻，临床上遣药时宜平补、渐补，一般多从小剂量开始，逐渐增加剂量，根据个体的不同调整至合适的用药方案和剂量，切忌过寒过燥，药性宜平和，补而不滞，滋而不腻。

三、个体差异

由于体质存在个体差异性，每个机体对药物的敏感性、反应性不一。有的人对药物的反应高于或低于一般人，此时即便辨证施治准确，也达不到预期的疗效，甚则会出现相关不良反应，这类群体常因先天禀赋不足所致。如临床上有患者诉其不耐受熟地黄，每服必致泄泻；有的患者终生不耐人参、黄芪等。针对这种"虚不受补"的情况，应细询病患有无药物不良反应史或过敏史，避免接触过敏原，选用类似功效的药物替代或通过食补代替药补，做到补而不伤正。

综上所述，"虚不受补"或因辨证欠佳，或因遣药不当，或因个体差异等，使得因虚施补不能获得满意的疗效，甚至加重病情。《儒门事亲》中更把"虚不受补"认为是庸工误诊的结果。鉴于此，方坚教授结合临床经验，认为因虚施补贵在灵活变通，要根据患者自身的性别、年龄、体质、病情轻重等选择平补、温补、凉补、消补、缓补、峻补之法，把握剂量并依四时变化的特点选择适宜的补益之品。在诸多补法中，方坚教授推崇甘淡平补之法，所用药多为甘平和缓之品，无壅滞留邪、伐削伤正、耗阴损阳之弊，尤适宜于久病正虚、慢性病、脾胃虚弱等疾患。但毕竟任何药都有几分偏性，过服或滥服反而适得其反。因此，针对"虚不受补"，临证时方坚教授更强调"三分治七分养"，做到药补不如食补，食补不如神补。

第二节 "治未病"理论在强直性脊柱炎防治中的运用

强直性脊柱炎是一种慢性炎症性疾病，主要侵犯骶髂关节、脊柱骨突、脊柱旁软组织及外周关节，并可伴发关节外表现，严重者可发生脊柱畸形和强直。我国强直性脊柱炎患病率为0.3%左右，男女之比为（2~3）：1，女性发病较缓慢且病情较轻。中医学古籍文献没有强直性脊柱炎病名，根据其临床症状，多可归属"痹证""龟背""历节风""鹤膝风"等范畴。

典型强直性脊柱炎病变特点是从骶髂关节开始，沿脊椎缓慢向上进展，或同时向下蔓延，累及双侧髋关节和膝关节，累及上肢关节少见。早期病理性标志为骶髂关节炎，脊柱受累晚期的典型表现为"竹节样改变"。据资料显示，从初次出现慢性症状到X线显示能确诊强直性脊柱炎的骶髂关节炎的过程一般要经过5~10年。意味着很多强直性脊柱炎患者并不能得到早期发现、早期诊断及早期治疗，往往出现严重并发症时才就诊。另据报道，强直性脊柱炎患者髋关节受累发生率为38%~66%，继发骨质疏松致脊柱、髋关节骨折发生率为16.2%，而强直性脊柱炎发病年龄通常在13~31岁，高峰为20~30岁，40岁以后及8岁以前发病者少见。这个年龄段的青年人正是家庭及社会的主要劳动力，一旦病情严重，特别是髋关节受累、脊柱畸形者常因致残而失去就业和工作能力。因此，方坚教授指出早期诊断及合理、及时的治疗对控制强直性脊柱炎病情进展、降低致残率非常重要。

一、学术渊源

"治未病"理论体现了中医学对疾病防治的一种独特思想,其学术渊源最早可追溯至春秋战国时期的《黄帝内经》,《素问·四气调神大论》曰:"是故圣人不治已病治未病,不治已乱治未乱,此之谓也。夫病已成而后药之,乱已成而后治之,譬犹渴而穿井,斗而铸锥,不亦晚乎。"《黄帝内经》的以上论述正式奠定了"治未病"的理论基础。西汉《淮南子·说山训》云:"良医者,常治无病之病,故无病。圣人者,常治无患之患,故无患也。"体现了"治未病"的理念。至东汉,张仲景首先将"治未病"理论运用于临床,《金匮要略·脏腑经络先后病脉证并治》云:"上工治未病,何也?师曰:夫治未病者,见肝之病,知肝传脾,当先实脾。四季脾旺不受邪,即勿补之。中工不晓相传,见肝之病,不解实脾,惟治肝也。"可见良医者、圣人者、上工者均推崇且身体力行运用"治未病"理论治疗疾病,实现"无病无患"。历代医家对这一学术思想也多有阐发,孙思邈、朱丹溪、张景岳、叶天士等都有所论述,使"治未病"理论得到不断发展与完善。

何为"治未病"?"病"者,《说文解字》曰:"病,疾加也。"即疾病加甚的意思,即"病为疾加,疾为病减",后来统称"疾病"。因此,"治未病"理论包括了"未病先防""已病防变"和"瘥后防复"三方面内容,涵盖了疾病的预防、诊断、治疗、预后等方面。

二、中医学"治未病"理论在强直性脊柱炎防治中的运用

强直性脊柱炎因疾病自身特点使得患者往往不能得到及时治疗,又

因其发病年轻化、致残性给患者个人造成痛苦，给家庭、社会造成沉重负担。因此，强直性脊柱炎的防治问题不仅是针对疾病本身，也是解决家庭、社会负担的问题，已越来越受关注与重视。中医学"治未病"理论正是从"未病、已病、瘥后"几方面，变被动治病到主动防病，对强直性脊柱炎早期发现、早期诊断、早期治疗，控制病情进展、降低致残率，解除患者痛苦，具有重大意义。

（一）未病先防

中医学认为，疾病发生与否取决于正邪相互斗争的结果。因此，实现"未病先防"包括：一方面，养护正气，重视人体自身的防病抗病机能，"正气存内，邪不可干"；另一方面，外避邪气，祛邪于未发，避免对人体造成伤害。具体对于强直性脊柱炎来说，未病先防就是指在"未发生"强直性脊柱炎疾病之前，针对可能引起强直性脊柱炎的因素采取适当的措施，以实现阻断疾病发生的目的。

养护正气方面包括适当的体育锻炼，增强体质，如太极拳、八段锦、慢跑、各种球类运动等；饮食节洁，注意饮食卫生及结构搭配合理，清淡为主，忌肥甘厚腻；劳逸适度，避免过劳损伤正气致病。

外避邪气方面：本病与遗传、免疫、微生物感染密切相关，外伤、甲状旁腺疾病、内分泌及代谢缺陷及风、湿、寒、冷因素是本病的诱因。其中固然存在家族遗传性、HLA-B27阳性、青年男性等易感不可控因素，但大部分诱因还是能通过适当的措施进行干预的。研究发现，强直性脊柱炎临床感染率达50%，其中肠道和上呼吸道感染率占82%。因此，要注意胃肠道及呼吸道卫生，从饮食等方面预防感染，一旦出现感染症状应立即就诊。对于外伤、甲状旁腺疾病、内分泌及代谢缺陷等诱因，一旦发病即应当治疗原发病，以免后患。防范风、湿、寒、冷贼邪，强直性脊柱炎大多数属中医学痹证范畴，《素问·痹论》曰："风寒湿三气杂至，合而为痹也。"故在日常生活中，应注意避风寒、防湿冷，如不汗后当风，不暴饮冷饮，不久居湿冷、不着湿衣，冬季注意保暖等。

过度情志刺激亦可致病，因此，应当保持精神愉快、心情舒畅。

（二）已病防变

强直性脊柱炎"已病防变"总的来讲应包括两方面。

一是在其初发处于轻浅阶段或先兆萌芽状态实施的治疗，初症轻浅，应将疾病消灭在萌芽阶段。《医学源流论》曰，"病之始生浅，则易治；久而深入，则难治""故凡人少有不适，必当实时调治，断不可忽为小病，以致渐深；更不可勉强支持，使病更增，以贻无穷之害"，阐述了疾病应早期发现、早期诊断、早期治疗，避免发展至晚期。临床上，对于青年男性出现腰背部僵痛，休息后不缓解，活动后改善，特别是持续时间3个月以上、腰部活动受限者，应当高度怀疑本病。另外，出现肌腱附着点炎、葡萄膜炎、银屑病、克罗恩病等，也应引起注意，当及早辨证论治，积极干预，控制病情。

二是临床症状已典型、诊断已确立者，则应当积极采取措施防止其进一步发展与传变，缓解病情与控制病程并举，予个体化综合治疗。早期强直性脊柱炎的非手术治疗包括非药物治疗及药物治疗。通过对患者定期宣教，使其充分认知疾病；纠正不良姿势与体位，以防脊柱和关节畸形；规律体育锻炼，预防或减轻残疾；注意休息，营养膳食，戒烟酒。早期运用非甾体抗炎药可迅速改善患者腰背部疼痛和晨僵等症状。此外，柳氮磺吡啶、糖皮质激素、生物制剂TNF-α抑制剂等适时使用以阻止疾病的发展进程，防止严重并发症的发生。因以上药物均有副作用，需合理用药，嘱患者按医嘱用药。辨证给予中药调服，调理脾胃，增效减副作用。此外，强直性脊柱炎常可累及心、肺、眼等脏器，临床上可见心肌病、瓣膜病变、心律失常、肺尖纤维化、囊性变、眼球虹膜炎等，应及时到专科就诊治疗。疾病后期，出现导致明显功能障碍的脊柱后凸畸形，髋、膝关节强直、疼痛及活动受限，伴有结构破坏的X线征象，可考虑采用脊柱矫形手术或关节置换手术。手术治疗目的是纠正畸形、改善功能、缓解疼痛，改善患者生活质量，也是"已病防变"中防止疾病进一步恶化的手段，但手术不是治疗强直性脊柱炎疾病本身。

（三）瘥后防复

"瘥后防复"是"治未病"理论另一内容，且与未病先防和已病防变密切相关。瘥后，指疾病初愈至完全恢复正常健康状态的一段时间。作为疾病初愈的"瘥后"阶段，虽然与正常健康状态尚有差别，但与临床症状显著的疾病状态已明显不同，故预防瘥后复病是在疾病初愈这一特殊状况下的"未病先防"，因此，"瘥后防复"同样属于"治未病"范畴的病后防病措施。具体到强直性脊柱炎，更多的是指经治后病情处于稳定期或缓解期，此时，防止病情复发尤为重要。强直性脊柱炎复发加重多与治疗不规范、不"彻底"、或各种原因导致机体"正虚邪客"有关。因此，此期需调适起居以防避外邪侵袭，避免劳力、劳心及房劳过度，饮食节洁、注意忌口，坚持按医嘱规律服药。强直性脊柱炎中晚期中医学辨证多为气血肝肾亏虚，治疗常予益气养血、滋补肝肾等中药调服，可巩固疗效，防止病情反复。此外，七情过激亦常是引起瘥后复病的另一因素。因此，生活规律，保持良好的心情，积极乐观的心态尤为重要。

三、结语

综上所述，方坚教授指出，强直性脊柱炎属中医学痹证之"顽""重"者，根治困难，致畸致残率高。运用中医学"治未病"理论，分析把握好强直性脊柱炎患者的"未病""已病"及"瘥后"各阶段，在辨证论治和整体观的指导下，综合运用中医药有关手段和措施，参与干预防治，每可取得良好效果，有着肯定的临床意义。

第三节　漫谈骨折

一、概述

中医治疗骨折历史悠久，源远流长，早在唐代蔺道人就撰写出了我国第一部骨伤科专著《仙授理伤续断秘方》，书中记载了麻醉、牵引、复位、固定、活动等治疗骨折和脱臼的十三个步骤，至今对临床仍有一定的指导意义。后经历代中医医家的开拓发掘，依靠长期积累的丰富临床经验，运用巧妙的双手将骨折、脱位整复，使骨伤科从实践到理论，已形成了一套独特而完善的治疗方法和理论体系。广东地处五岭之南，由于地理环境、文化背景及生活习惯各不相同，在长期的临床实践中，形成了独特的岭南骨伤科的流派。岭南骨伤科医家迭起，名家辈出，仅就近代而言，何竹林、李广海、管桂耀、蔡荣、林荫堂五大名家均为其中的佼佼者。方坚教授传承了岭南骨伤科前辈的学术成就，又博采各流派经验之所长，学术主张"继承不泥古，发扬不离宗"的思想，衷中参西，融会贯通，加之勤于归纳，善于总结，苦于钻研，结合个人多年的临床实践体会，逐渐总结出自己的一套学术经验观点。方坚教授常说："对于骨折，手术和手法只是治疗的开始，而功能的获得才是最终追求的目标。"

骨骼是人体的支架，是肢体活动的杠杆。而肌肉则以关节为枢纽，为骨骼活动提供动力。正如《黄帝内经·灵枢》云："骨为干，脉为营，筋为刚，肉为墙，皮为坚。"骨骼为人体之支干，当人体遭受到外力打击造成骨折，肢体失去骨骼的支架作用后，或造成关节脱位，骨骼肌肉失去枢纽支点作用，四肢百骸便不能继续正常的功能活动。此时，将骨折和关节尽早地复位，恢复骨骼的支架作用、关节的枢纽作用当为治疗之首务。其后对骨折或脱位的维持，创造愈合或修复的条件，则必须进行正确有效的固定。同时，适当的功能锻炼和三期辨证的内外用药则是加速恢复的关键。总而言之，骨折和脱位的治疗要严格遵循"复位""固定""药物治疗""功能锻炼"的四大原则。即契合方先之、尚天裕提出的"动静结合、筋骨并重、内外兼治和医患合作"的观点。

而对于骨折的整复方法，其实是将移位的骨折端恢复正常或接近正常的解剖关系，重建骨骼的支架作用的过程。中医在整复骨折方面有丰富的经验。如《医宗金鉴·正骨心法要旨·手法总论》所言："夫手法者，谓以两手安置所伤之筋骨，使仍复于旧也。"力求达到"断者复续，陷者复起，碎者复完，突者复平"。可见中医对骨折的整复，也是严格地要求，使之仍复于旧也。因为骨折整复得越好，越稳定，骨折愈合得越快，故手法整复过程切不可马虎从事。只有高标准、严要求，才能提高整复技术。"盖正骨者，须心明手巧，既知其病情，复善用夫手法，然后治自多效。诚以手本血肉之体，其宛转动用之妙，可以一己之卷舒，高下疾除，轻重开合，能达病者之血气凝滞，皮肉肿痛，筋骨挛折，与情志之苦欲也。较之以器具从事于拘制者，相去甚远矣。是则手法者，诚正骨之首务哉。"（《医宗金鉴·正骨心法要旨·手法总论》）方坚教授常指出："正骨的力道要求，拔伸用刚力，旋转用柔力，推挤用迫力，拔伸牵引用直力。"他认为目前绝大多数闭合性骨折，尤其是上肢骨折，都可用手法复位，手法复位的要求是及时、稳妥、准确、轻巧而不加重损伤。

二、正骨手法原理述要

（一）拔伸牵引贯穿始终

骨折或脱位后引起周围张力增高，肌肉痉挛收缩疼痛，加之患者的精神因素，紧张害怕，肌肉收缩就更紧，越紧越痛，越痛越紧。因此，治疗除安抚患者精神紧张外，克服肌肉张力，必须先行拔伸牵引，为"治疗第一法"，且拔伸牵引必须贯穿治疗始终，常用于复位前准备施行其他手法、复位后维持骨折位置而缚扎夹板固定或定期换药调整夹板维持骨折对位以防再移位。

（二）骨折整复为逆创伤机制

"以冀分者复合，欹者复正，高者就其平，陷者升其位"，即是说复位过程为重复骨折移位的反过程，使骨折按原路返回，即逆创伤机制施行手法。主要形式为三个轴上的平移和旋转。三个典型的互相垂直的轴，即矢状轴——为前后方向的水平线；冠状（额状）轴——为左右方向的水平线；垂直轴——为上下方向与水平线互相垂直的垂线。简而言之，平移骨折或脱位，高的给它按下去，低的给它提起来，左移的给它推到右边，前移的给它拉到后边等。旋转移位则在各自的轴上给予旋转复位。如因成角应力造成的骨折，则以反向成角复位；因外力打击而骨折，导致错位随之缩短，复位时则先行牵引纠正重叠导致的缩短，接着再矫正侧方错位，这是简单的逆创伤机制复位，创伤机制较复杂的骨折，不但要从病史中了解到受伤的原因，掌握该骨折的形成过程，同时还必须明确骨折的部位、类型、骨膜的完整性和骨本身的血运，以及骨折对周围皮肤、神经、血管、肌肉、肌腱和邻近脏器的影响，还有肌肉对骨折的影响。这就是结合解剖对创伤机制进行分析的过程，是从诊断过渡到治疗的必经过程。

（三）"以子求母"巧运用

骨折后多按断端骨骼与肢体之远近及连续性而分近、远端，习惯上将骨骼与肢体相连之近端称为母端，而骨骼与肢体断开之远端称为子端，方坚教授解其缘由为：一是远端本与近端连为一体，骨折后一分为二，而子由母生之意；二是子母端的活动度不同，母端另一侧仍与躯体相连，不论拔伸牵引抑或回绕折顶等手法，操作活动范围均受躯体及体位所限制，而子端近乎游离，手法操作时不受诸多限制，活动角度灵活可变，容易调整，故常以子端复位为主对合母端，即所谓"以子求母"。例如，在复位桡骨远端骨折时，患者屈肘关节，助手握上臂拔伸牵引骨折近端（母端）仅做对抗固定，而牵引发力及行折顶等手法，全凭手持握骨折远端（子端）之术者施行。

（四）综合与分解复位辨证施用

骨折后断端之间可发生重叠、旋转、成角和侧方移位。如果能采用综合手法将整复不同移位的各个力量综合在一起，一次整复成功，就是综合复位。例如，一般桡骨远端骨折无粉碎且关节面完整者，可采用"折顶"复位法，属于综合复位。如不可能一次整复者，需先矫正旋转及重叠移位，再矫正成角及侧方移位，然后理顺肌腱、韧带等软组织使之归复原位，这就是分解复位。例如，桡骨下端粉碎骨折、波及关节面者，就需用分解复位。

（五）急性与慢性复位相结合

原则上，骨折应该争取一次完全整复，减少再次整复的损伤，这样有利于骨折愈合，这是急性复位。有些骨折一次难以整复，需采用局部外固定与早期功能锻炼相结合的方法使畸形移位逐渐得到纠正，这就是慢性复位。如股骨干骨折，通过牵引矫正重叠移位；利用夹板、纸压垫和练功时肌肉的内在动力逐步矫正侧移位，从而使骨折获得慢性复位。儿童肱骨髁上粉碎性骨折，首次复位难以获得满意对位，在复位随后的调整夹板过程中，利用牵引、纸压垫、夹板及患者功能锻炼时肌肉所产生的内在动力，将骨折慢性复位。

三、正骨十法

我国唐代最早骨伤科专著《仙授理伤续断秘方》即有"揣摸""拔伸""捺正"等正骨五法的记载；清代吴谦等撰写的《医宗金鉴·正骨心法要旨》中明确提出了摸、接、端、提、推、拿、按、摩正骨八法，但可惜并未明确手法的具体操作及适应证。近代全国各地骨伤科流派百家争鸣，各流派传统所沿袭的正骨手法亦纷繁复杂，致使其操作缺乏规范性，从而也使其研究、推广受到了极大的限制，难以满足当今医疗发展需要，而方坚教授在继承前人正骨手法的经验上，首推天津医院尚天裕教授等经验总结的正骨十法。该套手法通过经验实践，结合现代医学，简明扼要，原理清晰，容易掌握，实用性强，更符合生物力学原理。

1. 手摸心会

其中手摸心会是复位前的准备手法，也是古人在没有影像检查的条件下进行骨折诊断的过程，通过仔细触摸揣摩，了解正常骨骼的解剖形态出现异常情况，临床表现出的肿胀、压痛、肢体畸形、功能障碍、骨干力消失、异常活动及骨擦音等征象，把影像检查显示的骨折断端移位方向和患肢的实际情况结合起来，在术者脑海中形成骨折移位的三维立体形象，通常手摸心会要贯穿骨折诊疗的全过程。

方坚教授要求作为正骨的医者，不仅要通过手摸心会了解当前的骨折移位情况，更需要先掌握正常人体骨骼的解剖特征，即所谓知常达变，方能在复位时有目标。为了不增加患者的损伤和痛苦，在施行触摸手法时，往往要先轻后重，由浅及深，从远到近，两头相对，以知其体相，辨清伤情，方能达"机触于外，巧生于内，手随心转，法从手出"之境地；同时，整复后的复位情况亦是通过触摸得到辨认，位置满意后才进行复位后影像检查。

手法是用指腹贴于患部触摸，通常是用拇指和示指、中指进行，拇指贴于主要触摸的一侧，示指、中指贴拇指的偏侧协助触摸。该手法需要医者平时在手指触感基本功训练方面多下功夫。

2. 拔伸牵引

为正骨的基本手法，主要用于克服肌肉收缩的抵抗力，纠正骨折重叠移位，恢复肢体长度或短暂超过其长度，为施行其他手法创造条件。"欲合先离，离而复合"，开始牵引时，肢体先保持在原来的位置，沿着肢体纵轴，将远近骨折端对抗牵引，把插入骨折部周围软组织内的骨折断端缓缓地拔伸出来，有部分经骨折拔伸牵引后即可复位。至于牵引的力度，以患者的肌力强度为根据，综合考虑年龄、肢体的部位、肌肉丰厚与张力、是否进行麻醉、重叠嵌插的严重程度而定。拔伸牵引时，应逐渐用力，由轻至重，将肢体牵引至整复所需的位置并维持一段时间，切忌粗暴猛然发力，以免增加肌肉的紧张收缩力，加重软组织的再损伤。同时要求拔伸牵引时要顺势而为，灵活地配合术者的需要，使之顺利施行手法，甚至复位后的缚扎过程，仍需要牵引力维持骨折的对合位置。另外，此法还应用于更换药物，调整扎带松紧及患处检查等对肢体暂时的固定，此时拔伸力应轻而稳定持续，其拔伸力仅作控制骨折部成角和预防肌肉突然收缩致骨端再移位之用。

拔伸牵引之所以成为整复骨折基本而重要手法，就在于它是与患肢肌肉的收缩力的对抗，其作用除了矫正骨折重叠或解脱骨与软组织的嵌插外，还是协助保持骨干的轴线的重要手法。该手法沿着肢体的纵轴对抗牵引，拔伸肢体方位应根据骨折的部位、移位的方向和随后的整复手法需要而改变。同时牵引的远近端助手，要有超过患肢肌肉收缩力的臂力，才能在牵引时用力轻重适宜，持续稳准；通常近端助手基本为固定位置的牵引，而远端助手为主动的发力方向，往往需要领会术者施行手法所需的方位，做到密切配合，协同一致。如牵引不当，可造成骨折周围的软组织损伤，撕裂软组织的合页作用，既影响复位的稳定性，还影响骨折的生长愈合。过度牵引导致的断端分离，尤其是较长时间的过度分离，肌肉失去回缩弹性，骨折整复就非常困难了。如髌骨骨折、鹰嘴骨折、肱骨内上髁骨折、尺骨茎突及其他一些骨折之所以不易整复、难以固定，就在于它受着一种与一般部位骨折相反的分离外力。故在骨折整复中要想骨折顺利地一次复位成功，牵引助手亦起着重要作用。

3. 旋转回绕

用于矫正断端间的旋转及斜面骨折背靠背的移位等，同时恢复骨干轴线的对位。拔伸牵引可将骨折的重叠移位矫正，但不能矫正骨折断端间的旋转畸形，而旋转手法可用于牵引过程中，按照骨折部位、类型，结合骨折断端肌肉牵拉方向，利用其生理作用，以远端对近端旋转，使骨干轴线相应对位，旋转畸形即自行矫正，例如肱骨髁上骨折远折端旋后畸形，将前臂旋转回到中立位，以矫正旋后畸形。

回绕手法多用于背靠背移位的斜面骨折或骨折断端之间有软组织嵌入的股骨干或肱骨干骨折。背靠背斜面骨折虽大力牵引亦不能使断端分离时，必须参照受伤机制，判断背靠背移位的路径，以骨折移位时的相反方向，施行回绕手法。施行手法时把握住两骨折端，在远端轻轻牵引下，感觉远折端活动的方向，此常为暴力作用造成骨折时的原始移位途径，即骨折远端绕回原位的途径。术者一手把稳近折端，并以拇指向移位的反方向推顶远折端，另一手把握住远折端，在助手的配合下，使远端沿其原始移位途径回绕还原。回绕时，必须谨慎，以免损伤血管神经。如感觉有软组织阻挡，即应改变回绕方向，使背对背的骨折断端变成面对面后，再整复其他移位。

如有软组织嵌入的横断骨折，须加重牵引，使两骨折端分离，嵌入的软组织常可自行解脱。而后放松牵引，术者两手分别握住远近骨折端，按原来骨折移位方向逆向回绕，导引断端相对。从断端骨擦音的有无和强弱，来判断嵌入的软组织是否完全解脱。

4. 屈伸收展

主要矫正骨折断端间成角畸形，尤其是关节附近的畸形，由于靠近关节发生骨折时，短小的近关节侧的骨折端受单一方向的肌肉牵拉过紧所致。此类骨折单靠牵引不但不能矫正，甚至牵引越重，成角越大。对于屈戌关节（肘、膝）附近的骨折，只有将远端骨折端连同与之形成一个整体的关节远端肢体共同牵向近端骨折端所指的方向，成角才能矫正。如伸直型肱骨髁上骨折，需要在牵引下屈曲；而屈曲型则需要在牵引下伸直。

5. 成角折顶

多用于严重重叠的横断或锯齿型移位，肌肉发达的骨折患者单靠牵引不能完全矫正其重叠移位时，可改用折顶手法。这是一种比较省力的手法。折顶时，术者两手拇指抵压于突出的骨折一端，其他四指重叠环抱于下陷的骨折另一端，两手拇指用力向下挤按突出的骨折端，加大骨折端原有成角；依靠手指感觉，估计骨折远近断端的骨皮质已对顶相接，然后骤然反折，此时环抱于骨折另一端的四指将下陷的骨折端持续向上提，而拇指仍然用力将突出骨折端继续向下按，在拇指与其他四指之间形成一种捻搓力（剪力）。用力大小以原来重叠移位多少而定。用力方向可正可斜，单纯前后方重叠移位者可正向折顶，同时还有侧移位者可斜向折顶。通过这一手法，不但可以矫正重叠移位，侧移位也可一起得到矫正。前臂中下1/3骨折，一般多采用分骨、折顶手法，可获得一次成功复位。

6. 端提挤按

用于矫正侧方移位，内外侧移位用端挤手法，掌背侧移位用提按手法。重叠、旋转、成角畸形矫正后，侧方移位就成为骨折主要畸形。对侧移位，可用拇指直接用力，作用于骨折断端，迫使就位。以人体中轴为界，内外侧移位（即左右移位）用端挤手法；前后侧移位（即掌背移位）用提按手法。操作时，用一手固定骨折近端，另一手握住骨折远端，外端内挤或上提下按。部位要明确，用力要适当，方向要准，着力点要稳。

7. 夹挤分骨

用于矫正两骨并列部位的骨折移位。凡是两骨并列部位的骨折如桡尺骨、胫腓骨骨折等，骨折段都因骨间膜的收缩而相互靠拢。整复时，应以两手拇指及示、中、环三指，由骨折部的掌背侧夹挤骨间隙，将靠拢的骨折断端分开，远近骨折端就各自稳定，并列双骨折就可像单骨折一样得到整复。但桡尺骨上1/3骨折，因骨间隙窄，肌肉层厚，上折端短，有时整复困难，可用综合手法，把牵引、分骨、端挤、旋转等手法综合起来成为一个连续动作，一气呵成。这就是在分骨的基础上，术者两手分别握住桡骨上下骨折端，端挤使之靠拢，然后让助手将前臂远端置于相应的旋后位牵引，并做小幅度的来回旋转活动，待重叠矫正后，横断的桡骨自可整复，斜行的尺骨也随之复位。如还有些侧移位，可用端挤手法再加以矫正。

8. 摇摆触碰

经过以上手法，一般骨折即可基本整复，但横断或锯齿型骨折断端之间可能仍有裂隙，使用摇摆触碰手法可使骨折面紧密接触。术者可用两手固定骨折部，助手在维持牵引下稍稍左右或上下摇摆骨折远端，使骨擦音变小至消失时，骨折面即已紧密吻合。横断骨折发生在骨骺端松、坚质骨交界处时，骨折整复固定后可用一手固定骨折部的夹板，另一手掌轻轻叩击骨折远端，使骨折断面紧密嵌插，整复可更加稳定。

9. 对扣捏合

适用于分离性或粉碎性骨折。用两手手指交叉合抱骨折部，双手掌对向扣挤，把分离的骨块挤紧、挤顺。对粉碎骨块可用拇指与其他四指对向捏合。对踝部、肱骨髁间骨折扣挤时可稍用力；而对粉碎性骨折捏合力不可过大。要保护仍然相连的骨膜和其他软组织，否则会使碎骨块游离，影响愈合。

10. 按摩推拿

也可称为理筋手法，主要调理周围软组织，使扭转曲折的肌肉、肌腱等软组织舒展、通达，起到通经络、散瘀结、舒筋合骨之目的。这对关节附近的骨折尤为重要。操作时要轻柔，按肌肉、肌腱走行方向，由上而下，顺骨理筋。如方坚教授在整复桡骨远端骨折夹板固定后3周左右，已有部分骨痂生长，调整夹板的过程中常常使用顺骨理筋的按摩推拿手法，用拇指由各掌骨间的远端向前臂的近端推，可有散瘀消肿、舒利筋骨之功。

理筋手法源于《医宗金鉴》"推拿按摩"手法，各方医家在此手法的基础上，推陈出新，形式多样。如杜自明的"分筋理筋、弹筋拨络、搓摇升降、点穴镇定"；魏指薪提出16种单式和18种复式的理筋手法等。发展至今，手法治疗的适应证已从一般软组织损伤，扩大到与之相关的疾患，如脊柱相关疾病等，此外还对保健、康复、美容等领域的手法产生了较大的影响。

以上十大手法是正骨的分解手法，可根据具体骨折情况选择合适的手法组成"套路"使用。在具体的操作中，每种骨折的具体情况不同应有同一手法又有不尽相同的差异，这应该就是"巧"的功夫所在，需整复者的悟性了。前辈的经验固然是可贵的，但需要在具体的操作中细心领会，反复总结经验，方可成为自己的技巧。

四、骨折内治法之三期辨证

《仙授理伤续断秘方》书中的"治伤损方论"章节，总结了自汉代以来的内治疗伤的经验，记载了7个步骤性的内治损伤法，奠定了伤科方药的内治基础。历代医家，经反复实践，世代相传，为骨伤科积累了许多方药，丰富了伤科内治法的内容，而且中药对骨折筋伤的消肿、止痛和促进骨组织的再生代谢作用，也渐渐被现代科学研究所证实。但是，长期中医骨伤科的总体发展，多倾向实践经验的总结和正骨手法技巧的探讨，而容易忽视内治法理论的研究和拓展。《正体类要·序》云："肢体损于外，则气血伤于内，荣卫有所不贯，脏腑由之不和，岂可纯任手法，而不求之脉理，审其虚实，以施补泻哉？"因此，中医骨伤科应从中医理论体系中汲取更多的精华以指导临床实践，使中医骨伤科更加彰显其特色优势。

骨伤科的生理、病理和病机是内治法的基础。骨伤科主要研究的是运动系统的损伤疾病，中医对运动系统的骨、关节、筋骨和脉的形态结构、生理功能基本是从功能解剖的角度认识的，是中医骨伤科指导临床实践的基础理论之一。

人体生命活动的维持，主要依靠脏腑的功能活动，而脏腑的功能活动则以气、血、津、液、精为物质基础。在人体内，精化气，气主动，血主濡，津液既是气血之源，也主濡养，津润肌，液注骨髓。骨折损伤引起的病机变化，可总结为气伤痛，形伤肿；外有所伤，内有所损；瘀血归于肝；瘀去新骨生；亡血耗气等理论，而伤科的病机核心乃瘀血也。

"气伤痛，形伤肿"（《素问·阴阳应象大论》），后人吴昆注为："气无形，病故痛；血有形，病故肿。"气伤，导致伤处阻滞，营卫不行，气机闭塞，形成瘀血，瘀血是有形之物，瘀积于伤处而后肿胀，"故先痛后肿者，气伤形……"（《素问·阴阳应象大论》），如组织受伤内出血者，离经之血则为瘀，血瘀导致气机受阻而出现疼痛，"先肿而后痛者，是形伤气也"（《素问·阴阳应象大论》）。

外有所伤，内有所损，是中医整体观、系统论观点的一个体现，《黄帝内经》便充分地论述了这一观点，"皮伤则内动肺""肉伤则内动脾""脉伤则内动心""筋伤则内动肝""骨伤则内动肾"。骨折损伤引起瘀血，瘀血致使气机受阻，脏腑功能则因此而受损，"且肢体损于外，则气血伤于内，营卫有所不贯，脏腑由之不和"（《正体类要》）。

"有所堕恐，喘出于肝"（《黄帝内经》），说明仆堕之外伤或情志恐惧之内伤，都易引起肝的病变。李东垣更是十分明确地指出："恶血必归于肝，不论何经之伤，必留于胁下。"恶血即瘀血，凡属瘀血为患都与肝有关，势必影响肝之功能。

骨折不但骨骼连续性中断，骨髓受损，还致筋脉、肌肉和皮肤等损伤，血必外溢而成瘀血，瘀血阻滞经络、筋脉之气机，气血失运，骨折处则失去气血的滋养。骨骼生长靠骨髓，而骨髓的滋养靠津液。同时，精亦生髓长骨，但精来源于气血，故气血生髓长骨，骨折的修复再生，靠气血的滋养，所以蔺道人指出"便生血气，以接骨耳"。但是，气血沿脉道而运行，脉道为瘀血所阻，气血之运行即受阻，故活血祛瘀应为先行。正如《疡医大全》所述："有跌伤骨折……内治法宜活血祛瘀为先，血不活则瘀不去，瘀不去则骨不能接也……瘀去则新骨生，则合矣。"

伤科病均致血脉破裂而出血，不论血外流或内渗，均为离经之血，不仅形成瘀血，更因气为血帅，血随气行，失血同时元气受损耗，造成亡血耗气的严重后果。

骨折内治医家多沿用三期辨证用药，即早期活血祛瘀，中期养血舒筋，后期健脾补肝肾。在内治法的运用上，方坚教授综合了岭南前辈们积累的丰富经验，根据伤科的生理、病因和病机，认为伤科的内治核心虽然在于瘀，但气血相互依存，故治血必先治气，然肝、脾与气血关系最为直接，骨肾所主，故肝、脾、肾三脏腑与治疗尤为密切。而根据"外有所损，则内有所伤"的机制，外伤必然引起脏腑的病理变化，从而影响机体的生理功能造成其他的病理变化。因此，强调骨折的内治法须以脏腑病理变化为病因，通过把握"辨证求因，审因论治"的骨折内治基本规律，方能立足于中医整体观的视角，使内治立法遣方用药具有理论的深度。

方坚教授根据骨折早、中、后三期的活血祛瘀、养血舒筋和健脾补肝肾三大骨折治疗原则及临床实际，以辨证、求本、祛邪与扶正相结合和具体情况具体分析为原则立法。兹分述如下。

1. 骨折早期

筋骨脉络受损，血离筋脉，瘀积不散，经络受阻，气血运行不畅，气滞血瘀，故出现肿痛，治宜活血化瘀，消肿止痛。可外敷本院自制的紫草油纱，内服加味桃红四物汤、血府逐瘀汤加减治疗。若肿胀明显者，可内服五苓散加减。

【处方】加味桃红四物汤

桃　仁10g　红　花6g　赤　芍15g　地　黄15g

当　归6g　川　芎6g　天花粉10g　葛　根10g

茯　苓15g　三七粉3g（冲服）

【处方】血府逐瘀汤

生地黄15g　赤　芍15g　当　归6g　川　芎6g

桃　仁6g　红　花6g　牛　膝10g　桔　梗10g

枳　壳10g　柴　胡10g　甘　草6g

【处方】五苓散

茯　苓15g　猪　苓10g　泽　泻10g　白　术10g

桂　枝6g

2. 骨折中期

骨折已复位，筋络已理顺，肿胀逐渐消退，疼痛减轻，故治以接骨续筋为主。可外用本院自制的紫草油纱或筋骨疗伤膏，内服自拟养筋汤加减。

【处方】自拟养筋汤

五加皮6g　鸡血藤15g　枸杞子15g　宽筋藤15g

骨碎补10g　柴　胡10g　羌　活6g　当　归6g

桑寄生15g　葛　根10g　木　瓜10g

3. 骨折后期

此期一般已有骨痂生长，但因骨折之时气血耗损过甚而致气血亏虚，故治宜补气血，养肝肾，壮筋骨，以促进骨折愈合。可内服八珍汤、自拟养骨汤、自拟养肾汤加减；拆除固定后可外洗中药以舒筋活络，如本院自制的舒筋外洗颗粒、筋骨疗伤酒/酊。

【处方】八珍汤

党　参15g　茯　苓15g　白　术10g　炙甘草6g

熟地黄15g　白　芍15g　当　归6g　川　芎6g

【处方】自拟养骨汤

山茱萸10g　淫羊藿10g　千斤拔10g　补骨脂10g

枸杞子15g　菟丝子10g　杜　仲10g　牛　膝10g

威灵仙6g　牛大力10g

【处方】自拟养肾汤

锁　阳10g　乌　药6g　熟地黄15g　丹　参15g

金樱子10g　覆盆子10g　肉苁蓉10g　益　智10g

五、小夹板固定运用特色

清代《医宗金鉴·正骨心法要旨》中云："跌扑损伤，虽用手法调治，恐未尽得其宜……爰因身体上下正侧，制器以正之，用辅手法之所不逮。"为了维持骨折手法整复后对位的固定，又要为功能锻炼创造条件，就必须依靠局部外固定的装置。小夹板就是一种能动的固定性形式，按照肢体运动的力学和动态平衡原理，合理地将固定与运动有机地结合起来，是目前中医骨伤科用于治疗骨折的重要方法，在全国各地普遍应用，备受广大患者欢迎。其作用机制是通过绷带对小夹板的约束力和压垫对骨折断端产生固定的效应力，来防止骨折的移位及成角畸形的发生。而小夹板固定后再通过医者指导进行功能锻炼，加强患肢的肌肉收缩活动使患肢在小夹板内产生一种内在动力，引起小夹板的约束力和压垫的效应力不断变化调整，从而进一步矫正整复后骨折断端残留的侧方移位和成角畸形，起到慢性复位的作用。此外，为了保持一些患者的患肢有足够的长度和正常的轴线，小夹板固定需配合持续的牵引术。总之，小夹板局部外固定起着控制或抵消引起骨折断端再移位的倾向力和不利于骨折愈合的动力作用，从而把骨折的断端稳妥地固定在整复后的位置上，成为骨折固定中的一种好方法。

（一）夹板的制作与应用

小夹板材料的选择全国各地有所不同，北方通常以柳木为主，而岭南地区多用杉树皮、茅竹等。方坚教授认为理想的夹板材料应具有适合肢体生理曲线的可塑性、能起到支持作用的韧性、能适应肢体内部压力的弹性，质地轻和有良好的透气性等。经过多年临床实践，反复比较，选择了具备上述特性的杉树皮制作小夹板，收到了良好的临床效果。通过弹性模量测定证实杉树皮弹性模量明显大于柳木，与竹类接近；弯曲强度则比柳木明显偏小；杉树皮容量小于柳木。但杉树皮有一定的弹性和韧性，具有固定骨折的作用，且质地轻，裁制容易，是岭南地区因地制宜的夹板材料。

目前最常用的小夹板局部外固定形式有以下六种。

（1）夹板局部外固定：适用于一般骨干骨折。如肱骨干骨折，桡、尺骨干骨折，桡骨远端骨折，胫、腓骨干骨折。

（2）超关节夹板固定：适用于关节面完整的关节内骨折或接近关节的干骺端骨折。如肱骨外科颈骨折、肱骨髁上骨折、转子间骨折、股骨髁上及胫骨上端骨折、踝部骨折等。

（3）夹板局部外固定或超关节夹板固定合并骨牵引。①夹板局部外固定合并骨牵引：适用于骨折部软组织多、肌拉力强的股骨干骨折，不稳定（斜面、螺旋、粉碎）的胫、腓骨干骨折。②超关节夹板固定合并骨牵引：适用于关节面已遭受破坏的关节内骨折。如肱骨髁间骨折，踝关节粉碎性骨折。

（4）活动夹板弹性带抱膝或抱肘固定：适用于髌骨骨折，鹰嘴骨折。

（5）夹板分骨垫固定：适用于掌、跖骨干骨折。

（6）小夹板、小竹片或铝片固定：适用于指、趾骨骨折。

（二）压垫的制作

纸压垫须选用质地柔韧，能维持一定体形，又有一定支持能力，能吸水，能散热，对皮肤无刺激性的材料。用质地柔韧的毛头纸折成纸压垫是上乘的压垫，能均匀地分布压力效应。但是方坚教授考虑岭南地区潮湿，热天又长，患者使用夹板固定后，空气中的潮湿和汗液使纸垫大量吸湿而不能维持原有的形态，失去其作用，因此岭南地区应用纸压垫并不理想，特别是在炎热季节。所以尝试以多种材料制成压垫应用，最后还是多用脱脂棉压垫，虽然其施布压力不如纸垫均匀，但遇湿不易变形，来源容易，仍不失为一种良好的选材。

根据骨折治疗的需要，棉花垫可以预制成各种不同的形状以备临床应用。棉花垫按形状和功能可分为以下9种。①平垫：适用于肢体平坦的部位，多用于骨干部；②塔形垫：适用于关节凹陷处，如肘、踝关节；③梯形垫：适用于肢体斜坡处，如肘后部，足踝部；④高低垫：适用于锁骨或复位后固定不稳的桡、尺骨；⑤抱骨垫：呈半月状，适用于鹰嘴及髌骨，最好以棉花垫剪成，比纸垫柔软；⑥葫芦垫：适用于桡骨小头；⑦横垫：适用于桡骨下端；⑧合骨垫：用于下桡尺关节分离时；⑨分骨垫：用于并列骨干骨折，如桡、尺骨干骨折，胫、腓骨干骨折，掌骨和跖骨干骨折。而棉花垫的大小、厚薄要根据骨折部位来制作。制作得太小、太厚，在临床上不仅所产生的压力大，而且能引起压迫性溃疡；反之，制作得太大、太薄，所产生的压力不足，就不能达到应有的效应力。通常为了X线检查时能识别纸垫位置是否正确，我们一般会在棉花垫压垫内放一块金属窗纱；在分骨垫内中心穿一根细铅丝或锡丝。部分医者认为分骨垫在临床上作用不大，因为它会造成骨间肌膜的紧张，反而会使骨折移位不易复位且容易造成皮肤压损。

（三）布带

可用现成的宽1.5～2cm棉带或采用4～6层绷带折叠而成。大腿用宽厚布带。上肢及小腿用窄薄布带。固定小夹板时，先用布带缚扎骨折的中段，继而缚扎骨折的上段和下段，每段分别上下各缠绕肢体两圈，然后打结。缚扎的松紧根据临床实践和对杉树皮小夹板的力学原理测定，证实包扎好后小夹板的两端能在左右或前后方移动0.5～1cm，约束力约为

800N为最合适。而关于布带的调整，一般在复位固定后4天内，因复位的继发损伤，部分浅静脉回流受阻，局部损伤性反应，患肢功能活动未完全恢复，夹板内压力有上升趋势。应每天将布带放松点，保持1cm的正常移动度。以后夹板内压力日渐下降，布带会变松，应每天捆紧一点。2周后肿胀消退，夹板内压力趋向平稳。

六、功能锻炼

越来越多的学者认识到早期功能锻炼对骨折治疗的重要意义。一般认为骨折固定后，患肢及全身疼痛已解除的患者，必须尽早进行合理的功能锻炼。功能锻炼不仅能加快血液循环，利于消肿，防止肌肉萎缩，骨质疏松和关节粘连强硬，而且在正确的小夹板固定约束力下，通过肌肉的收缩和舒张时所产生的内在的动力，与纸压垫的效应力产生相应的变化，从而使骨折端的残余移位得到逐渐矫正，促进骨折的早日愈合和功能的恢复。

功能锻炼分被动运动和主动运动两种。被动运动主要用于多发性骨折、进行功能锻炼有困难的患者，或骨折合并神经损伤不能进行主动功能锻炼的患者。运动要在医护人员的帮助下进行，以不增加患者的痛苦、不加重局部的损伤和不影响骨折的愈合为原则。主动运动，就是患者在医生的指导下自己进行运动，有松解粘连组织的作用。在进行锻炼时，活动的幅度应由小到大，运动的时间从短至长，持之以恒，才能收到预期的效果。

骨折后局部肿胀的原因：一是外伤性炎症反应，组织出血，体液渗出；二是疼痛反射导致肌肉痉挛，失去了对毛细血管与静脉回流泵的作用，局部毛细血管、静脉及淋巴管瘀滞，而使回流障碍。早期的主动肌肉收缩，可恢复泵的作用，有助于局部循环，促使肿胀消退。

现代研究证实，早期的活动使骨折获得一个合适的力学刺激，使外骨痂迅速增长，稳定了骨折断端，增加骨结构的强度，使骨折处能及早承受较大的载荷，为骨折愈合创造条件。但不是所有应力都能刺激外骨痂形成，目前认为轴向载荷产生的压缩应力对骨折愈合有利，而剪切和扭转产生的剪应力则是对骨折愈合不利的，因为剪应力造成断端间摩擦，伤害新形成的毛细血管和骨痂，骨折处的旋转性的不稳定易于造成骨不连。而中医夹板外固定，只固定骨折之局部，不包括其上下关节，固定后上下关节均可活动，为早期功能锻炼提供了最佳条件，功能锻炼时，局部固定通过夹板、压垫和缚带的作用，不利于骨折愈合的作用力被骨折上下关节所吸收，而保证轴向压缩应力有效活动。这就是中医的"筋能束骨""静中有动，动中有静，动静结合"的道理。

第四节　急性颈椎小关节错位引发颈源性呃逆

一、临床资料

患者男性，20岁，因"反复呃逆8小时"前往医院就诊。患者于当天进食热粥后自感气急欲咳，头后仰而诱发呃逆，喉间呃呃连声，声频而短，历经8小时未见缓解而就诊。就诊时，患者除呃逆外无其他不适，查体及各种检查无异常，怀疑是颈源性呃逆。

治疗时，嘱患者平坐，双手四指扶其面颊，双拇指触其第3颈椎横突，用力按压，感觉到"咔"的一声关节弹响，呃逆顿止，长久不发。

二、讨论

祖国医学认为，呃逆是由胃气上逆，冲于咽部，发出的一种不能自主的冲击声，因其声短而频，呃呃连声，不能自制故称之。现代医学认为，呃逆是由膈肌（由膈神经、第6～12对肋间神经和膈神经丛支配）痉挛而引起。颈源性呃逆则是由于颈椎小关节错位及颈椎小关节囊肿胀刺激、压迫膈神经所致。按压使患椎恢复正常位置，呃逆改善或消失，是颈源性呃逆的重要鉴别方法。因此，及时、正确纠正颈椎小关节错位和/或解除小关节囊肿胀是治疗关键。解除了对膈神经的刺激，则呃逆自止。

该患者无明显诱因而见急性呃逆，急当治其标。当按压上位颈椎时，"咔"的一声弹响，症状马上消失，当理解为错位的小关节复位声。关节复位，祛除病因，症状自行消失。有关颈源性呃逆，目前临床上报告很少。有报告显示颈椎病引起的呃逆16例，其中病程最长25年，最短7天；有医者治颈椎病20余万门诊病例中，仅见2例，且均属顽固性呃逆。本例患者急性发病，更是罕见。呃逆有自愈性，可能因某种刺激使膈神经受到影响致呃逆，当人活动时，不自觉解除了对膈神经的刺激，呃逆就会消失。但是当刺激因素无法自行解除时，长期影响膈神经，就易转变为顽固性呃逆。其实呃逆并不少见，只是自愈率太高而被忽视，当真正成为顽固性呃逆时，患者才就诊，不但耽误了最佳就诊时间，而且给患者生活带来诸多不便。

第五节 血管球瘤误诊延治

血管球瘤主要发生于四肢，由于临床少见，许多临床医师多认识不足，常误诊为神经瘤、神经纤维瘤、血管瘤、表皮囊肿、慢性骨髓炎、指骨内生软骨瘤、雷诺病、末梢神经炎、甲沟炎等。患者往往因为不能得到及时正确的治疗而遭受肉体和精神的折磨，有的患者甚至因为不堪忍受长期的痛楚而要求截肢。从2005年至今，方坚教授所在医院共收治类似病例4例，方坚教授将临床诊治体会结合文献做一回顾浅析。

一、病案举隅

患者女性，35岁，因"右手拇指甲背部阵发性剧痛2月余"入院求诊。患者曾到多家医院就诊，被诊断为神经瘤、雷诺病、甲沟炎等，经多方治疗患者症状均未见好转，甚至因疼痛难忍，患者曾欲截指。患者自诉右拇甲背局部阵发性剧痛、忌触碰，遇冷水等刺激即诱发"钻心"剧痛。查体：患者右手拇指指甲基底疼痛处呈紫蓝色，局部稍膨隆，指甲呈"Λ"样变形，轻轻触碰即引致剧痛，冷刺激下疼痛明显，Love氏试验阳性。X线片右手指骨未见明显异常。

方坚教授对其临床诊断为血管球瘤，给予手术治疗；术前根据Love氏试验结果，标记定位；拇指指神经阻滞麻醉，指根部上橡皮筋止血，拔甲后暴露肿瘤；仔细分清周围组织，予完全彻底摘除，摘出1枚绿豆大小包膜完整的暗红色肿物，大小约1mm×3mm。肿物病理检查证实为血管球瘤。随访至今无异常，疗效好。

二、体会

（一）血管球瘤诊治概要

血管球瘤是一种起源于神经肌性动脉球的罕见软组织良性肿瘤，恶变者罕见。正常的血管球瘤是一种动静脉吻合的特殊结构，主要作用是参与体温和血流调节。其具有以下特点。

（1）好发于四肢指（趾）端，特别是甲下，多呈紫蓝色或淡红色小肿块。

（2）间歇性、放射性剧痛，触压患部诱发剧痛。

（3）患肢受温度变化等刺激常诱发剧痛。

（4）X线检查指（趾）骨质常无明显改变，极个别严重者可见指骨末节卵圆形或圆形骨质缺损压迹。

（5）病史较长及多种方法治疗无效。血管球瘤明确诊断后，手术切除是唯一有效的治疗方法。

（二）误诊延治原因辨析

血管球瘤是一种少见的软组织肿瘤，极易误诊、漏诊和延治。多数患者由于长期得不到正确治疗，痛苦异常，严重影响工作及生活。究其原因分析如下。

（1）因本病罕见，教科书未将本病列出，医务人员对此病的认识不够，易以其他常见病症套诊误治，如常被诊为甲沟炎、指头炎、雷诺病、末梢神经炎等。

（2）血管球瘤的诊断缺乏特异性的实验室指标，易误诊为其他疾病。

（3）该病以局限性疼痛为主，触痛明显，与寒冷等刺激有关，口服普通的消炎镇痛药时可缓解，症状呈间歇性发作，易致患者懈怠，延误诊治。

（三）减少误诊的措施

相关临床医生必须加深对本病的认识，特别是三大症状要点：发作性、间歇性剧痛、触痛及冷敏感的三联征，并依据血管球瘤Love氏试验、冷敏感试验及Hildreth氏试验的结果等做出诊断。特别当所见症状与普通常见病症状不相符时，应考虑此病。

若对本病缺乏认识，偶遇不同常见病症状患者，不能乱套诊，以免误治延误患者诊治。

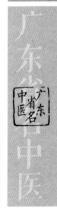

第六节　银屑病关节炎误诊延治

银屑病关节炎，又称关节炎型银屑病，是一种与银屑病相关的炎性关节病，在临床中虽不少见，却常常被误诊延治，这主要源于临床医生有时未能把患者的皮疹和关节疾病联系起来。据报道，约75%银屑病关节炎患者皮疹出现在关节炎之前，同时出现者约15%，皮疹出现在关节炎之后者约10%。同时，银屑病关节炎关节表现复杂多变，常误诊为类风湿性关节炎、强直性脊柱炎、骨性关节炎、普通型银屑病等。患者常因得不到及时正确的治疗而遭受精神和肉体的折磨，有的患者发展至更严重的肢体损害，甚至全身病损而截肢。

方坚教授在临床上也收治过1例银屑病关节炎病例，经过方坚教授正确的辨证论治，最后患者取得较为满意的疗效。

一、病案举隅

杨某，男，31岁，2015年7月3日首诊。主诉：左足第4趾肿胀、疼痛、晨僵，忌触碰，伴头皮红斑皮损1年余。病史：患者1年前无明显诱因出现左足第4趾远端关节肿胀、疼痛、晨僵，伴左踝关节肿痛不适，患者曾到多家医院就诊，先后被诊断为类风湿性关节炎、骨性关节炎等。患者经多方治疗均未见明显好转，后因疼痛缠绵难忍，心灰意冷，曾欲截趾。患者经人介绍到本院诊治，首诊仍难以确诊。后方坚教授仔细追问其病史，其诉近来洗头过程中无意间发现头枕部头皮左侧有一大小约3cm×2cm的红斑皮疹，表面覆以少许白屑，结合关节症状，方坚教授遂怀疑其为银屑病关节炎。查体：患者左足第4趾远端关节疼痛处肤色偏暗，稍膨隆，呈腊肠状，趾甲未见明显变形，触碰可引致疼痛，穿鞋行走疼痛不适明显。舌淡，苔白，脉弦滑。实验室检查：C-反应蛋白（CRP）：15.28 mg/L，血沉（ESR）：18mm/h，人类白细胞抗原B27（HLA-B27）（-），类风湿因子（RF）（-），肝功能、肾功能正常。X线片提示左足第4趾骨远端趾间关节破坏，远节趾骨基底及中节趾骨头部骨性增生。西医诊断：可疑银屑病关节炎；中医诊断：痹证（寒湿闭阻型）。

方坚教授治以温经散寒、健脾祛湿为法，拟方蠲痹汤合异功散加减。处方：羌活、防风、白术各10g，当归、甘草、姜黄、陈皮各6g，白芍、茯苓、党参各15g，黄芪30g。每天1剂，水煎取300mL，分2次温服。西药柳氮磺吡啶片每次0.25g，每天3次，口服；甲氨蝶呤片每次5mg，每周1次，口服；叶酸片，每次10mg，每周1次，口服；尼美舒利胶囊每次0.1g，每天2次，口服，连续治疗1周，并嘱其避风寒，忌食寒凉、燥辣等助湿毒滋生食物。

二诊：诉疼痛症状稍缓解，头枕部红斑皮疹病理检查证实符合银屑病表现。由此，该患者可确诊为银屑病关节炎（寻常型）。治疗上，方坚教授调整西药柳氮磺吡啶片，每次0.5g，每天2次，口服；甲氨蝶呤片，每次10mg，每周1次，口服；其余守方继续服用。

三诊：诉关节疼痛较前均明显缓解，头枕部皮疹面积稍有缩小，红斑有所减退。继续增加柳氮磺吡啶片用量，每次1g，每天2次，口服；余治疗按前方案。

四诊：诉关节基本不疼痛，头枕部皮疹面积缩小约为2.0cm×1.5cm，红斑白屑不明显。方坚教授停用尼美舒利胶囊，余按前方案继续治疗。患者期间坚持服药，随访1年，症状基本改善，病情稳定。方坚教授嘱其按疗程服药，每3个月为1个周期，并定期复查肝、肾功能等，以调整药物。

二、讨论

（一）银屑病关节炎的现代医学认识

银屑病关节炎是系统性炎症疾病脊柱关节炎中的一种，曾与强直性脊柱炎、赖特综合征、溃疡性结肠炎和克罗恩病等同归类为血清阴性脊柱关节炎。银屑病关节炎发病机制较为复杂且尚未明确，目前认为其发病可能与遗传、免疫和环境等相关。银屑病关节炎的基本病变为滑膜炎，其与类风湿关节炎十分相似，两者受累关节滑膜同样可见绒毛增生及淋巴细胞浸润，故有时亦不易区分临床表现。银屑病关节炎主要侵犯对象为非对称性外周小关节，可发生于大小关节，亦见于脊柱，但以手、腕、足等小关节，特别是指（趾）末端关节多见。其受累关节出现骨质增生、骨质溶解并累及肌腱、韧带和起止点，可累及脊柱和外周关节，易反复发作。其除银屑病的皮肤改变外，还具有以下特点。

（1）好发于四肢远端指（趾）间关节单侧，多呈"腊肠状"肿胀，压之没有弹性。

（2）指（趾）甲典型改变，如顶针样凹陷，甲脱离，甲下角化过度、增厚、横嵴及变色等。

（3）实验室检查无特殊，一般RF为阴性，但骶髂关节和脊柱受累时，HLA-B27约半数阳性，活动期ESR加快，CRP增加，IgA、IgE增高，补体水平增高等。

（4）X线检查指（趾）骨质常见增生与溶骨性改变并存，出现铅笔帽样或望远镜样改变，少数脊柱关节出现单侧骨桥形成、骶髂关节炎等，极个别严重者可见受累关节融合、强直和畸形。

（5）病史较长，多种方法治疗效果差，病程容易反复。

明确诊断银屑病关节炎后，治疗上应尽早使用改变病情的药物和生物制剂，用于改变病情的药物主要是甲氨蝶呤片、柳氮磺吡啶片和环孢素。首选甲氨蝶呤片，其次为环孢素。合用柳氮磺吡啶片和非甾体抗炎药的治疗方法对该病较为有效。

（二）银屑病关节炎中医诊治概要

中医学对银屑病最早记载于隋代的《诸病源候论》，曰："干癣，但有匡郭，枯索，痒，搔之白屑出是也。"而清代的《外科大成》则有："白疕，肤如疹疥，色白而痒，搔起白，俗呼蛇风。由风邪克于皮肤，血燥不能荣养所致。"书中所描述的白疕皮肤症状基本和现代银屑病一致。银屑病关节炎表现则类似于中医学的痹证，故可将银屑病关节炎归属于中医学"白疕""干癣""痹证"等范畴。部分现代医家将其命名为"白疕痹"或"银屑痹"，但未得到广泛认可。

现代中医认为本病病因复杂。方坚教授认为本病发病多由素体阴阳失调，又加之复感于邪，内外二因作用所致；外因主要为风、寒、湿三气杂至，闭阻经络肢节，内因主要为素体阳虚，卫所不固，导致外邪乘虚而入，发为痹证。目前银屑病关节炎中医治疗的辨证分型尚未统一，多为各医家根据自身多年临床经验总结而成。方坚教授强调治疗上要辨证分期治疗，认为急性期多为风湿毒热所致，治法宜清热凉血，解毒通络；缓解期辨证多为寒湿闭阻或肝肾阴虚，血虚风燥；寒湿闭阻者治法宜温经散寒、除湿通络；肝肾亏损，血虚风燥者治法宜滋补肝肾、养血通络。

（三）银屑病关节炎的中西医治疗

对于本病，单纯中医治疗收效较慢，效果不稳定。单纯西医治疗虽见效快，但停药后易复发，药物副作用大，患者多难以坚持。方坚教授建议采用中西医结合的方法治疗。部分年轻且关节症状较重的患者选用益赛普及恩利等生物制剂注射治疗效果明显，可在短期内控制皮损的发展。同时辅以温经散寒、清热凉血、健脾利湿、活血通络止痛的中药，共同达到较好的治疗效果。方坚教授的治疗经验示在辨证分期用药的同时，考虑患者长期服用西药，多有脾胃受损，故应特别注意顾护脾胃，扶正祛邪。

（四）误诊延治原因辨析

银屑性关节炎虽是一种并不少见的渐进性侵蚀性关节病变，但极易被误诊或漏诊而导致延治，因而多数患者得不到及时的正确治疗，饱受病痛折磨，严重影响工作及生活质量。究其原因分析如下。

（1）因本病较类风湿性关节炎少见，普通教科书未将本病列出，而临床医生对一些特殊的银屑病皮疹难以识别，对银屑病关节炎的类型认识不够，易以其他常见病症套诊误治，如常被诊为类风湿性关节炎、强直性脊柱炎、骨性关节炎、松毛虫性关节炎、普通型银屑病等。

（2）皮疹分布在躯体隐蔽部位，如发际、发下、会阴、臀、脐等，患者常无明显不适而不能主动告知，并且约1/10皮疹晚发于关节炎，故查体不仔细易忽视。

（3）银屑病关节炎的诊断缺乏特异性的实验室指标，易误诊为其他

广东省名中医　广东省中医

疾病。

（4）该病以局限性肿胀疼痛为主，口服普通的非甾体抗炎药时可缓解，症状呈间歇性发作，易致患者懈怠，延误诊治。

（五）减少误诊的措施

（1）相关临床医生必须加深对本病相关知识的学习，掌握银屑病关节炎的诊断和分类标准：至少有1个关节炎并持续3个月以上；至少有银屑病皮损和/或20个以上顶针样凹陷的指（趾）甲改变或甲脱离；血清IgM型RF阴性（滴度<1∶80）；满足以上3条即可诊断为银屑病关节炎。并依据HLA-B27试验、受累关节影像学的结果等做出诊断。特别当所见症状与普通常见病症状不相符时，应考虑此病。

（2）仔细查体，特别是个别难以确诊的病例，应不放过每个有潜在意义的相关检查（包括阴性和阳性征象）。

（3）严谨细致地鉴别诊断，对相关指标按类似病症进行仔细的辨析，综合作出判断。

第七节　肢带型肌营养不良症

一、病例资料

患者男性，1971年出生，因"四肢上段进行性肌萎缩18年"入院就诊。患者自诉于15岁时出现不能抬米袋上楼，当时未引起注意，于1991年起患者发现右肘无力，渐觉四肢上段肌肉萎缩无力，并渐加重，1999年行肌电图提示肌源性损害、运动单位时限缩短、电压偏低。患者行股四头肌病理活检示：轻度炎症性改变，肌源性萎缩。患者现情况逐渐加重，上楼梯需以手撑膝部。入院肌力：左侧肱二头肌Ⅱ级，右侧Ⅲ级；双肱三头肌Ⅳ级；双股四头肌Ⅳ级。双上肢可外展90°，不能上举。前臂、小腿肌力正常。行走为轻度摇摆步态，四肢肌张力降低，四肢腱反射未引出，病理征（−）。实验室检查：血常规正常。心肌酶谱示：肌酸激酶1 227U/L（参考值：26～196U/L），肌酸激酶同工酶31U/L（参考值：0～24U/L），乳酸脱氢酶238U/L（参考值：114～220U/L），羟丁酸脱氢酶215U/L（参考值：72～142U/L）。消化系及泌尿系B超未见明显异常。ECG示：窦性心律，窦性心律不齐，右室肥大可能。患者无其他病史，否认有家族史。

二、治疗方法

根据患者的症状、体征以及诊断，在治疗上予5%葡萄糖注射液250mL+参附针50mL静脉滴注以益气固阳；予10%葡萄糖注射液500mL+三磷酸腺苷40mg+辅酶A100U+10%氯化钾15mL+正规胰岛素12U静脉滴注以保护肌肉组织，治疗1周。

三、治疗结果

经1周治疗后，患者自觉肌力提高，上楼梯较前容易，肌力检查同入院检查。心肌酶谱示：肌酸激酶209U/L，肌酸激酶同工酶20U/L，乳酸脱氢酶192U/L，羟丁酸脱氢酶206U/L。

四、讨论

肢带型肌营养不良是进行性肌营养不良中最复杂、异质性最高的一种，发病率约为1/10 000。患者治疗1周，自觉肌力改善，上下楼梯较前容易，血清肌酸激酶呈倍数降低，肌酸激酶同工酶及乳酸脱氢酶数值已在正常范围。方坚教授治疗主要予以静脉滴注极化液及参附针，极化液对心肌有保护作用，其中的胰岛素可以促进多种组织摄取葡萄糖，可使细胞外钾转回心肌细胞内，并能显著增加肌肉蛋白质的合成，ATP有直接供能作用。《素问·生气通天论》有言"阴阳之要，阳密乃固"，可见固阳对阴阳平衡的重要性。方坚教授认为本病属"痿病"范畴，主因为脾肾内伤，肾为先天之本，脾为后天之本，参附益气固阳以补脾肾，在治疗上采用中西医结合方法，对肌营养不良治疗兼顾整体和局部，最终取得较为满意的治疗效果。

第八节　诊病治验杂记

病案一

患者吴某某，女性，80岁，腰痛伴活动受限多年，加重7天。患者多年前开始出现腰痛伴活动受限，多年来症状反反复复，病情时轻时重，7天前症状明显加重，身体转侧、弯腰时痛甚，纳眠可，二便调，少气乏力，胸脘胁痛，少许口干口苦，少许咳嗽不爽。舌红少津，舌体瘦，苔薄，脉弦细。

【西医诊断】骨质疏松症。

【中医诊断】骨痿。

【证候诊断】肝肾亏虚。

【治法】补益肝肾，清热滋阴。

【处方】

北沙参15g　麦　冬15g　当　归6g　　生地黄15g

枸杞子15g　川楝子6g　杏　仁10g　浙贝母10g

车前子10g　黄　芪30g　桔　梗10g　五指毛桃30g

7剂，煎服，每天1剂，水煎煮为250mL。

【分析】对于肝肾亏虚型骨质疏松症患者，治疗当补益肝肾，清热滋阴。临床常用方剂有六味地黄丸、一贯煎、左归丸等，本方应用生地黄滋阴养血、补益肝肾，当归、枸杞子养血滋阴柔肝，北沙参、麦冬、浙贝母滋养肺胃、养阴生津，佐以少量川楝子疏肝泄热、理气止痛，加入黄芪、五指毛桃补气健脾。其中杏仁、桔梗药对宣降肺气。全方配伍共奏补益肝肾，清热滋阴之效。

病案二

患者刘某某，男性，4岁，右髋疼痛、活动受限1周余。

【体查】右髋疼痛，局部压痛明显，髋关节各向活动均受限，髋关节被动活动时疼痛明显，左下肢假性腿长。X线示：骨盆轻度倾斜，右髋关节囊肿胀，关节间隙少许增宽，无骨质破坏。

【诊断】髋关节滑膜炎。

【分析】方坚教授讲解髋关节滑膜炎又叫暂时性滑膜炎，该病原因尚不明确，可能与病毒感染、创伤、细菌感染及变态反应（过敏反应）有关，易误诊，发病年龄多为3～10岁儿童。男性较为常见，大多数患儿发病突然。发病高峰为3～6岁，右侧多于左侧，双侧髋关节发病的占5%。患肢因骨盆倾斜有假性腿长，可见患肢屈髋，轻度外展、外旋，有1/3的髋关节滑膜炎患者髋关节活动无障碍，但仍可感到轻度的活动阻力，特别是在外展和内旋髋关节时。髋关节被动活动时出现疼痛。保持患者平卧位，检查者㨰动患者下肢，可以感受到患侧肌肉不自主的保护性收缩。膝关节存在症状的患者，应检查膝关节，排除其他疾病。

病案三

患者徐某某，女性，34岁，右膝疼痛、活动受限1年余。

【体查】右膝疼痛，局部压痛，研磨试验（+），关节活动受限，X线示髌骨软骨有破坏，关节间隙变窄。

【诊断】髌骨软化症。

【分析】髌骨软化症又称髌骨软骨软化症，是指髌骨面退行性变化而产生的一系列症状，好发于运动员及体力劳动者。本病发生与膝关节长期劳损和局部外伤有关，这种对髌骨软骨面的直接摩擦，长期可使软骨面发生退行性改变。目前对本病以非手术治疗为主，但无特殊较好的方法，一般用热敷、理疗、中草药蒸洗及局部封闭等。

诊断依据：①患者有反复长期过劳受伤史。②膝关节疼痛，膝部有间歇性疼痛，活动量过大过猛，疼痛加重，主诉半蹲位时疼痛最明显。③膝关节发软及不稳感，特别在上下楼及关节开始活动时。④压痛及髌骨研磨痛，一般在髌骨内线的软骨有压痛，髌骨研磨试验阳性。⑤膝关节暂时性闭锁。⑥X线诊断早期可无变化，晚期侵犯骨质时，可有骨质增生及创伤性关节炎的表现，有时可发现关节内骨游离体存在。

病案四

患者王某某，女性，79岁，左股骨粗隆间骨折术后3月余。高血压病、糖尿病、冠心病病史多年。现患者术后左下肢肢体乏力，术后仍未下地负重，体查可见左下肢肌肉萎缩。患者家属诉当时手术用了很长时间，术后患者状态一直不好，恢复极慢。实验室检查示血红蛋白7.4g/L。

【分析】损伤与血虚的关系：血虚是体内血液不足所发生的病变，其原因主要是失血过多或心脾功能不佳，生血不足。在骨伤科疾患中，由于失血过多，新血一时未能补充，或瘀血不去，新血不生，或因筋骨严重受损，累及肝肾，肝血肾精不足，都能导致血虚。血虚证表现为面色不华或萎黄、头晕、目眩、心悸、手足发麻、心烦失眠、爪牙色淡、唇舌淡白、脉细无力。在骨伤科疾患中，血虚可以表现为局部损伤之处久延不愈，甚至血虚筋挛、皮肤干燥、头发枯焦，或关节缺少血液滋养而僵硬、活动不利。血虚患者，往往由于全身功能衰退，同时可以出现气虚证候。气血俱虚在骨伤科疾患中表现为损伤局部愈合缓慢，功能长期不能恢复。

股骨粗隆间骨折术中注意事项有以下几点。①手术时间不宜过长：对合并内科疾病、身体状况较差的老年患者，不强求解剖复位，甚至可以牺牲部分骨折复位的对位对线，尽可能地缩短手术时间，减少麻醉和手术创伤对患者的影响。②输血管理：监测出血量，如手术时间较长，术中出血较多，一定要术中输血，如有必要给予输冰冻血浆以纠正凝血因子的丢失。③输液管理：通过监测尿量及中心静脉压计算输液量的多少。

年龄大、既往病史比较多的患者，手术操作目的和要求与年轻患者相比是不同的，在术中操作时不能纠结，不要过分追求骨折完美复位，患者的生命是最为重要的，绝对不能片面地追求术后X线片的完美而置患者的生命安全于危险之中。

病案五

患者陈某某，男性，35岁，双膝部疼痛、肿胀、活动受限3天。患者3天前扭伤，出现双膝部疼痛、肿胀、活动受限，双膝部局部压痛明显，腹温稍高，皮肤少许发红，胸脘胁痛，吞酸吐苦，咽干口燥，胸膈痞闷，肢体困重。舌红，苔腻，脉弦滑。

【体查】局部四诊：双膝部局部压痛明显，腹温稍高，皮肤少许发红。骨、关节检查：双膝活动受限，屈伸时疼痛加重。神经血管检查：双下肢末端血运、感觉、活动正常。量诊：未见明显异常。

【西医诊断】双膝滑膜炎。

【中医诊断】痹证。

【证候诊断】肝肾阴虚，气滞痰湿。

【治法】滋阴疏肝，燥湿化痰，理气和中。

【处方】

沙　参15g	麦　冬15g	当　归6g	生地黄15g
枸杞子15g	川楝子6g	法半夏10g	陈　皮6g
茯　苓15g	甘　草6g	白　芍15g	两面针10g
葛　根10g			

7剂，煎服，每天1剂，水煎煮为250mL。

【分析】膝关节滑膜炎是一种无菌型炎症，是由膝关节扭伤和多种关节内损伤引起的。滑膜的功能异常会导致关节液无法正常生成和吸收，膝关节就会产生积液。滑膜的形态改变还会侵袭膝关节软骨，不及时治疗会导致膝关节骨性关节炎。临床治疗中，一定要嘱咐患者注意休息，短期内避免重体力劳作、剧烈运动等。

病案六

患者翁某某，女性，62岁，颈部疼痛活动受限伴左上肢麻木半年余。患者半年前开始出现颈部疼痛、活动受限，并伴有左上肢麻木不适，患者有长期颈部肌肉劳损病史，食少便溏，气短咳嗽，肢倦乏力，舌淡，苔白，脉弱。

【体查】局部四诊：颈部疼痛明显，并向左上肢放射痛。骨、关节检查：颈椎关节各向活动受限。神经血管检查：压头试验、左侧臂丛牵拉试验阳性，双上肢末端血运、感觉、活动正常。量诊：未见明显异常。

【辅助检查】X线示：颈椎退行性变。

【西医诊断】颈椎病。

【中医诊断】项痹病。

【证候诊断】脾胃虚弱。

【治法】补脾胃，益肺气。

【处方】

党　参15g	茯　苓15g	白　术10g	白扁豆10g
陈　皮6g	山　药20g	甘　草6g	莲　子10g
桔　梗10g	大　枣15g	砂　仁6g（后下）	五指毛桃30g

7剂，煎服，每天1剂，水煎煮为250mL。

【分析】参苓白术散主治脾气虚弱，湿邪内生，症见脘腹胀满，不思饮食，大便溏泻，四肢乏力，形体消瘦，面色萎黄，舌苔白腻，脉象细缓者。亦治小儿脾疳，面色萎黄，形容憔悴，毛发枯槁，精神萎靡，不思饮食，睡卧不宁，或脾虚水肿，或脾虚带脉不固，白带过多，绵绵不断，如涕如唾者。西医诊为消化不良、慢性胃肠炎、气管炎等，而见有上述证候者，均可以此方治疗。

病案七

患者李某，女性，67岁，腰部疼痛，喜温喜按，伴头晕眼花，面色无华，心悸气短，神疲，舌淡，脉沉缓。治以益气补血。

【中医诊断】骨痿。

【证候诊断】气血亏虚型。

【治法】益气补血。

【处方】人参养荣汤。

党　参15g　白　术10g　茯　苓15g　炙甘草6g

熟地黄15g　当　归6g　白　芍15g　桂　枝6g

黄　芪30g　远　志6g　五味子10g　陈　皮6g

大　枣15g

【分析】人参养荣汤源于《太平惠民和剂局方》，由人参、黄芪、白术、茯苓、当归、白芍、熟地黄、陈皮等十几味中药组成。该方主要功效为益气补血，养心安神，主积劳虚损、气血不足、饮食无味、骨肉酸疼、咽干唇燥、自汗盗汗，或五心烦热、脉虚无力等症。《医学心悟》所云："若元气大虚，变证百出，难以名状，不问其脉，但用人参养荣汤，诸症自退。"运用人参养荣汤的要点即抓住气血亏虚的病机，诚如《医宗金鉴》所云："若气血虚而变见诸证，弗论其病其脉，但用此汤，诸症悉除。"

病案八

患者赵某某，男性，13岁，右膝前部疼痛不适2个月。

【体查】右胫骨结节局部压痛明显，X线示：髌腱增厚，胫骨结节骨骺隆起，其间骨化不均匀，有翘起骨片。

【西医诊断】胫骨结节骨骺炎。

【中医诊断】痹证。

【证候诊断】气滞血瘀。

【分析】胫骨结节骨骺炎，又称胫骨结节骨软骨病、胫骨结节骨软骨炎、胫骨结节骨骺无菌性坏死。骨骺是成长期骨骼发育中心，而胫骨结节骨骺位于胫骨近侧、前面、股四头肌髌腱附着点。全身许多处骨骺的骨骺炎几乎都发生在发育成长期，骨骺发育异常应该是骨骺炎、骨骺骨软骨病的发病基础。好发于青春发育期11～15岁的男孩，多为发育加快，喜好运动者，可有剧烈运动或外伤史。胫骨结节处疼痛，活动后加重。胫骨结节局部可有肿胀，压痛，甚至红热。主动伸膝，被动屈膝或蹲起时加重，是髌腱牵拉骨骺所致。治疗方面：本病有自限性，即自行痊愈，无须药物治疗，仅嘱托患者注意休息，限制膝关节活动，避免跑、跳、蹦及长久步行。发作急剧可临时固定，并配合局部外用药物。值得说明的是糖皮质激素类药物局部封闭治疗，虽然可迅速止痛，但能导致组织变性坏死，髌腱自发性断裂，不赞成使用。

病案九

患者罗某某，女性，67岁，左前足疼痛、活动受限6个月。患者6个月前出现上述症状，前足部疼痛、活动受限，局部压痛明显，且刺痛拒按，长时间站立行走后疼痛加重。

【分析】跖痛症是临床常见足部疾病。跖痛症是指前足横弓劳损或神经受压或刺激而引起的前足跖骨干及跖骨头跖面（前足底部）的疼痛。临床上分松弛性和压迫性。松弛性主要由第一跖骨先天发育异常导致横弓慢性损伤。表现为前足持续性灼痛，跖面压痛和侧方挤压跖骨头可减轻疼痛。常可保守治疗。压迫性跖痛症由跖骨头长期被外力挤压导致趾神经长期受压或刺激引起间质性神经炎或神经纤维瘤之故。临床表现为行走时前足阵发性放射痛，放射至邻近足趾伴有感觉异常、跖面压痛。侧方挤压跖骨头可加重或引起疼痛，需要手术治疗。

病案十

患者黄某某，女性，59岁，左股骨近端骨折PFNA术后10天。左股骨患处剧烈疼痛，局部压痛明显，拒按，纳眠差，便溏，口干渴。舌质紫暗，苔少，脉涩。

【诊断】左股骨骨折术后。

【证候诊断】气滞血瘀。

【治法】活血化瘀，消肿止痛。

【处方】

桃　仁10g　红　花6g　赤　芍15g　地　黄15g

当　归6g　川　芎6g　天花粉10g　葛　根10g

茯　苓15g　白　术10g　三七粉3g（冲服）

7剂，煎服，每天1剂，水煎煮为250mL。

【分析】股骨骨折术后患者辨证多属于气滞血瘀，治疗应以活血化瘀、消肿止痛为治则，处方多以桃红四物汤加减，桃红四物汤为调经要方之一，是《玉机微义》引自《医垒元戎》中的一个方子，也称加味四物汤，桃红四物汤这一方名始于见《医宗金鉴》。该方由四物汤加味桃仁、红花而成，功效为养血活血。临床使用当灵活多变，如有合并病情则给予对症处理、随方加减，如患者术后脾气不健、精神疲惫、胃纳差，则在桃红四物汤基础上加入黄芪、茯苓、党参、山楂、麦芽等健脾益气、开胃消食之品；如患者睡眠质量不高，则加入酸枣仁、知母、甘草、远志等安神助眠之品；如患者出现阴虚内热症状，口干口苦、小便黄，则加入生地黄、熟地黄、沙参、麦冬等滋阴清热之品；如患者术后大便不通，则加入玄参、麦冬、生地黄等通便；老年体虚患者切忌用大黄、芒硝等攻伐之品，以防耗伤太过。